चुंबक चिकित्सा

चुंबक चिकित्सा

एस.के. शर्मा

प्र
प्रभात
प्रकाशन

प्रकाशक

प्रभात प्रकाशन प्रा. लि.

4/19 आसफ अली रोड, नई दिल्ली–110002

फोन : 23289777 • हेल्पलाइन नं. : 7827007777

इ–मेल : prabhatbooks@gmail.com ❖ वेब ठिकाना : www.prabhatbooks.com

संस्करण

2025

पेपरबैक मूल्य

तीन सौ रुपए

मुद्रक

आर–टेक ऑफसेट प्रिंटर्स, दिल्ली

★

CHUMBAK CHIKITSA *(Magnet Therapy)*
by Shri S.K. Sharma

Published by **PRABHAT PRAKASHAN PVT. LTD.**
4/19 Asaf Ali Road, New Delhi-110002

ISBN 978-93-5266-427-6

₹300.00 (PB)

प्रस्तावना

मानव का इतिहास और सभ्यता उतनी ही प्राचीन हैं जितनी कि मानव की उद्भूति। जैसे-जैसे मनुष्य की अपेक्षाएँ, आशाएँ, आकांक्षाएँ बढ़ती गईं, वैसे-वैसे नए-नए आविष्कार होते गए, कारण कि आविष्कार की जननी तो आवश्यकता ही है। अनादि काल से पुरुष व प्रकृति का गहरा और अभिन्न संबंध रहा है। प्रकृति ने जल, वायु, पृथ्वी, अग्नि, आकाश सरीखे पंच महाभूत वरदान के रूप में हमें दिए। यदि प्रकृति के ये साधन हमारे पास न होते तो जीना असंभव नहीं तो कठिन और दूभर अवश्य हो जाता। वास्तव में, हमारा अस्तित्व ही इन पाँच तत्त्वों पर निर्भर है। सभी सभ्यताओं ने उक्त पाँच तत्त्वों में, से किसी-न-किसी रूप में प्रकारांतर से या कुछ संशोधित या परिवर्तित रूप में स्वीकारा है, भले ही नामकरण भिन्न हो।

संसार में भारतीय, चीनी, मिस्री, ईरानी, रोमन सभ्यताएँ सबसे पुरानी हैं। बाद में सिख, जैन, बौद्ध एवं इसलाम आदि धर्मों का उद्भव और विकास हुआ; परंतु ये केवल 'वाद' 'Ism' या संकुचित धर्म के घेरे में ही सिमटकर रह गए, परंतु सभ्यता का स्वतंत्र रूप नहीं अपना पाए। ध्यान से देखें तो संसार की प्रधान चिकित्सा पद्धतियों का सीधा संबंध संसार की प्रधान सभ्यताओं से है, जैसे—भारत की आयुर्वेद, चीन की पारंपरिक (Traditional) चिकित्सा विधि, मिस्र और ईरान की यूनानी और रोम की एलोपैथी। वैसे एलोपैथी को प्रधान और अन्य सबको वैकल्पिक (Alternate) चिकित्सा पद्धतियों के रूप में मान्यता प्राप्त है। होम्योपैथी वैसे ही एक स्वतंत्र चिकित्सा पद्धति (Therapy) है, जैसे कि आयुर्वेद, यूनानी, चीनी चिकित्सा प्रणालियाँ हैं। यदि एलोपैथी आज सबसे समृद्ध, संवृद्ध, विकसित और वैज्ञानिक पद्धति है तो इसका श्रेय यूरोप, अमेरिका, कनाडा, इटली, ऑस्ट्रेलिया आदि देशों में की गई या अनवरत चलनेवाले शोधों को जाता है, जिस पर पानी की

तरह धन खर्च किया जा रहा है। इस कार्य में विदेशी सरकारों, स्वयंसेवी संस्थाओं और निजी इरादों से जो सहायता मिली है और मिल रही है, उसका दसवाँ भाग भी यदि अन्य चिकित्सा-पद्धतियों पर खर्च किया जाता तो उनका भी समानांतर विकास होता रहता। परंतु दुर्भाग्यवश ऐसा नहीं हुआ या होने ही नहीं दिया गया। कारण चाहे जो भी रहा हो, यह कहना अनुचित न होगा कि एलोपैथी अन्य पद्धतियों की अवहेलना और तिरस्कार के बलबूते पर ही समृद्ध हुई है।

हमारा तात्पर्य यह नहीं कि एलोपैथी एकदम सदोष या अपूर्ण है, परंतु यह सच है कि दूसरे आरोग्य के साधन भी कम उपयोगी नहीं हैं। संसार में आजकल लगभग 200 ऐसी वैकल्पिक चिकित्सा-पद्धतियाँ हैं, जिनका पूर्ण या आंशिक रूप से प्रयोग करके बहुत से सरल और जटिल रोगों का निदान किया जा रहा है और इसके परिणाम भी संतोषप्रद हैं। रोगी का रोग की पद्धति से कोई सरोकार नहीं होता। वह तो कम-से-कम समय में और थोड़ा सा धन खर्च करके ठीक होना चाहता है। उसे साधन से नहीं, साध्य से मतलब है। यदि डॉक्टर एक रोग को तो ठीक कर दे, परंतु इससे दूसरे अन्य लक्षण या रोग पैदा हो जाएँ तो ऐसा इलाज रोगी के किस काम का! एलोपैथी रोग को जल्दी ही समाप्त कर देती है, परंतु उसे जड़ से समाप्त नहीं करती। ऐसे में एक रोग का अंत किसी दूसरे नए रोग का कारण बन जाता है।

यह शुभ संकेत है कि आजकल लोगों का विश्वास अन्य सरल, जल्द असरदार, सस्ती चिकित्सा प्रणालियों में निरंतर बढ़ता जा रहा है। यही कारण है कि लोग चुंबक चिकित्सा, एक्यूपंक्चर, एक्यूप्रेशर, योग, शियात्शू, प्राकृतिक चिकित्सा, जल चिकित्सा आदि को स्वीकारने, अपनाने और इस्तेमाल करने लगे हैं। हमारे विचार में सभी चिकित्सा-प्रणालियों में स्वकीय गुण और उपादेयता है, अन्यथा वे कभी की काल-कवलित हो गई होतीं। जैसे सभी पद्धतियाँ किसी-न-किसी गुण के लिए विख्यात हैं वैसे ही उनमें अवगुण भी हैं। अतः न तो कोई पद्धति पूर्णतया निर्दोष है और न ही पूर्णतया दोष-युक्त। दूसरे, कोई दवा एक रोगी को रोग-मुक्त कर देती है, परंतु समान लक्षणवाले दूसरे रोगी का रोग बढ़ा भी सकती है। इसलिए चिकित्सा-पद्धति का चुनाव उसके गुण-दोष के आधार पर करना ही उचित है, न कि किसी अन्य आधार पर।

विषय-प्रवेश

चुंबक चिकित्सा सरल, सहज, दोष-मुक्त और सस्ती पद्धति है। इसे आसानी से सीखा और सिखाया जा सकता है। इसकी प्रक्रिया अत्यंत सरल और निरापद है। इसके आशुगामी और दूरगामी लाभ हैं, बशर्ते उचित सावधानियों का ध्यान रखकर अभ्यास किया जाए। आप किसी भी चिकित्सा-पद्धति से इलाज करवाएँ, लेकिन उसमें पूर्ण विश्वास रखें कि आप अमुक इलाज से लाभान्वित अवश्य होंगे। यदि कोई भी कार्य पूरे मनोयोग, विश्वास और श्रद्धा से नहीं किया जाता या आधा-अधूरा और अनमने भाव (Indifferent and Casual approach) से किया जाता है तो कई बार लाभ न होकर हानि की संभावना अधिक रहती है। दूसरे, चिकित्सक के निर्देशों का पूर्णतया अनुपालन और उपचार के दौरान यदि कोई असामान्य लक्षण नजर आएँ तो चिकित्सक को अवश्य बताएँ। ऐसा करना रोगी और डॉक्टर दोनों के लिए हितकर है। ये सभी तथ्य चुंबक चिकित्सा पर भी लागू होते हैं।

चुंबक चिकित्सा के हर पहलू, उसकी क्रिया-प्रक्रिया, लक्षण साम्य-वैषम्य, चुंबक की आकर्षण शक्ति के आधारभूत और मूल सिद्धांत, इसके जीवित ऊतकों (Live tissue) पर क्रिया और प्रभाव, चुंबक तैयार करने की विविध शैलियाँ, उनके आकार-प्रकार, उनका शरीर के विभिन्न रोगों पर प्रयोग करने का तरीका, चुंबक प्रयोग से शरीर में होनेवाली प्रतिक्रिया (यह सुखद, फलदायिनी या असुखद भी हो सकती है), आपातकालीन स्थितियों में चुंबक का प्रयोग, किन परिस्थितियों में चुंबक चिकित्सा करना वर्जित है, चुंबक द्वारा तैयार किए जानेवाले विभिन्न औषधीय पदार्थ आदि ऐसे महत्त्वपूर्ण विषय हैं, जिनको इस पुस्तक में पर्याप्त विस्तार से सहज-सरल भाषा में समझाने का भरसक प्रयत्न किया गया है।

यह दावा करना कि चुंबक चिकित्सा एक सर्वव्यापी (All pervasive) पद्धति है, पूर्णतया असत्य होगा। कारण, अन्य चिकित्सा-पद्धतियों की तरह इसकी

भी अपनी सीमाएँ हैं। मानव जाति अनेक रोगों से त्रस्त है, जैसे-जैसे और जितनी तीव्र गति से सभ्यता और जीवन-शैली (Life style) का विकास एवं परिवर्तन हो रहा है, नए-नए रोग पनपकर मानव को आक्रांत कर रहे हैं। ऐसी स्थिति में सब रोगों का इलाज करना और आरोग्य पा लेना संभव नहीं। यह बात अक्षरशः चुंबक चिकित्सा पर भी लागू होती है। असाध्य, दुष्कर और जटिल रोगों की सूची दिन-ब-दिन लंबी होती जा रही है, जिससे रोगी के साथ चिकित्सा-जगत् भी परेशान है। नित नए अनुसंधान हो रहे हैं, नई-नई दवाइयाँ भी ईजाद हो रही हैं, अरबों रुपया पानी की तरह बहाया जा रहा है; परंतु कई रोग अब भी चिकित्सकों की पकड़ में नहीं आ रहे हैं। इसे विधि की विडंबना ही कहा जा सकता है। आशा पर ही संसार टिका है। संभवतया वह दिन दूर नहीं, जब जटिल और लाइलाज रोगों का कोई-न-कोई समाधान सामने आ जाए। आज भी हम कैंसर, एड्स, एच.आई.वी., मधुमेह, मोटापा, उच्च रक्तचाप, हृदय रोग, ऑर्थराइटिस, गठिया, दमा आदि रोगों से त्रस्त हैं; परंतु कोई स्थायी उपचार नजर नहीं आ रहा। ऑपरेशन से कई रोग कुछ समय के लिए सुधारे जा रहे हैं और सुधारे जा सकते हैं, परंतु गरीब रोगी के लिए यह महँगा इलाज कल्पना मात्र है।

उक्त सीमाओं और विषम परिस्थितियों से त्राण केवल वैकल्पिक चिकित्सा ही दिला सकती है। इस कड़ी में चुंबक चिकित्सा हमारे लिए कारगर सिद्ध हो सकती है। इस पुस्तक को ध्यान से एक या दो बैठक में पूरी तरह पाठक पढ़ जाएँ। उसके बाद महत्त्वपूर्ण अंशों को रेखांकित कर दें, ताकि आवश्यकता पड़ने पर केवल उन्हीं को पढ़ना पड़े। अंत में, अपने रोग से संबंधित उपायों, उपकरणों, निर्देशों पर ध्यान देकर उपचार करें। धैर्य का दामन न छोड़ें, सतत प्रयास से आपको लाभ अवश्य होगा। कोई समस्या या कठिनाई हो तो योग्य और अनुभवी चुंबक चिकित्सक से परामर्श लें, ताकि दुविधा न रहे। यदि आपका कोई स्वकीय अनुभव हो तो उससे प्रकाशक महोदय या लेखक को अवगत कराने का कष्ट करें, ताकि आगामी संस्करण में उसका उपयोग किया जा सके।

सर्वे भवन्तु सुखिनः सर्वे सन्तु निरामयाः।
सर्वे भद्राणि पश्यन्तु मा कश्चिद् दुःख भागभवेत्॥

चेतावनी

पाठकगण चुंबक चिकित्सा की कोई भी तकनीक, विधा या सुझाव को अपनाने या कार्यान्वित करने से पहले योग्य एवं अनुभवी चुंबक चिकित्सक से अपेक्षित मार्गदर्शन लेने के बाद ही उपचार शुरू करें, ताकि अज्ञान के कारण कोई समस्या पेश न आने पाए। इस स्पष्ट चेतावनी की अवहेलना के कारण यदि किसी व्यक्ति को कोई हानि होती है तो उसके लिए प्रकाशक/या लेखक कदापि उत्तरदायी नहीं होंगे।

स्वस्थ जीवन संबंधी सूक्तियाँ

★ हमें प्रयत्नपूर्वक उस शरीर की देखभाल और सुरक्षा करनी चाहिए, जो ईश्वर का सबसे बड़ा उपहार है।

★ प्रकृति के नियमों का उल्लंघन ही रोगों को निमंत्रण देता है।

★ प्रकृति, समय और धैर्य तीन महान् चिकित्सक हैं।

★ नासमझ व्यक्ति अपने ही दाँतों से अपनी कब्र खोदता है।

★ हमने भूख के कारण बहुत कम लोगों को मरते देखा है, परंतु अधिक खाने से मरनेवाले असंख्य लोगों को देखा है।

★ जिस व्यक्ति को अपनी जिह्वा के स्वाद पर नियंत्रण नहीं, वह अपनी अन्य इंद्रियों पर भी नियंत्रण नहीं कर सकता। ऐसे व्यक्ति के लिए स्वर्ग के द्वार बंद हो जाते हैं। अधिक खाना एक अपराध है। जिस व्यक्ति का अपनी जिह्वा पर नियंत्रण है, वह अन्य सभी इंद्रियों पर भी नियंत्रण पाने में सफल होता है।
(भागवत पुराण)

★ शुद्ध और पवित्र भोजन से मन भी शुद्ध होता है और शुद्ध मन से जीवन और स्मृति का विकास होता है।
(मनुस्मृति)

★ यदि आप दीर्घ जीवन चाहते हैं तो अपने भोजन की मात्रा कम करें।

★ भ्रमण से शरीर का विकास होता है, आराधना से मन विकसित होता है; परंतु व्रत से दोनों ही विकसित होते हैं।

अनुक्रम

1

प्राचीन संदर्भ में चुंबक का प्रयोग

प्रत्येक चिकित्सा-पद्धति के विषय में चाहे कितने दावे किए जाएँ कि इससे सभी रोगों को दूर किया जा सकता है, परंतु ऐसे दावे सत्य से परे हैं। यदि सौभाग्यवश ऐसा संभव होता तो हमें विरले स्थानों पर ही डॉक्टर, अस्पताल, क्लीनिक, नर्सिंग होम आदि देखने को मिलते। परंतु सच्चाई यही है कि उक्त निकायों की भीड़ इतनी बढ़ गई है कि रोगी के लिए चुनाव करना कठिन हो जाता है कि वह किस डॉक्टर या संस्था से अपना उपचार कराए। प्रत्येक रोगी कम समय और खर्च में ठीक होना चाहता है। लुभावने विज्ञापनों, आकर्षक पैकिंग, डॉक्टरों की दुकानों और अनेक चिकित्सा-पद्धतियों की बाढ़ ने रोगी को बौखला दिया है। अंत में वह सभी प्रलोभनों, सुझावों और दावों को अनदेखा करके उसी चिकित्सक के पास जाएगा, जिसमें उसे सर्वाधिक विश्वास होगा। यह अन्यमनस्कता की भयावह स्थिति है, क्योंकि रोगी को अपने चिकित्सक और उसके द्वारा अपनाई गई पद्धति में पूरा विश्वास ही उसके नीरोगी होने में सहायक होगा।

प्राय: देखने में आया है कि ठीक निदान और दवा के बावजूद कई रोगियों का रोग पहले-सा या कुछ बेहतर या फिर बदतर हो जाता है। ऐसा क्यों होता है? ऐसा प्राय: निम्नलिखित कारणों से होता है—

1. चिकित्सा-पद्धति का चुनाव गलत होना।
2. रोगी अपने रोग के लक्षणों को बता न सके या जान-बूझकर कुछ (महत्त्वपूर्ण/गौण) तथ्यों को छिपा जाए।
3. चिकित्सक की ग्राह्य शक्ति (Receptive capability), ज्ञान और समझ पर्याप्त न हो।

4. दवा का चुनाव लक्षणों के आधार पर न हो।
5. रोगी द्वारा चिकित्सक के दिशा-निर्देशों का समुचित पालन न करना।
6. दी गई दवा के साथ-साथ दूसरी दवाओं को प्रयुक्त करना।
7. दवा नकली हो।

चुंबक एक पत्थर है, जो लोहा और ऐसी ही समान गुणवाली धातुओं को अपनी ओर आकर्षित करता है और इसका उद्‌गम स्रोत खान हैं, अर्थात् अन्य खनिज पदार्थों/धातुओं के समान यह भी एक खनिज पदार्थ है। खानों से निकाले गए हीरे-जवाहरात, पत्थर, लोहा, ताँबा आदि और समुद्र से निकाले गए सीप, मोती, रत्नों आदि का आयुर्वेद में औषधि के रूप में प्रयोग हमारी वैद्यकीय परंपरा की बहुमूल्य धरोहर है। आयुर्वेद में भस्म, रस, आसव, अरिष्ट, वनौषधि, रसोई में प्रयुक्त होनेवाले मसाले, लवण, सब्जियाँ, फल ऐसे साधन हैं, जिन्हें हम किसी-न-किसी रूप में अनादि काल से प्रयोग करते आ रहे हैं। यूनानी चिकित्सा-पद्धति भी सामान्यतया आयुर्वेद की ही छोटी बहन है, परंतु औषधि निर्माण और प्रयोग विधि कुछ अवस्थाओं से भिन्न हैं।

हमारे मनीषियों-ऋषियों और आयुर्वेदाचार्यों को अन्य पदार्थों (जिनमें औषधीय गुण विद्यमान हैं) के अलावा खनिज पदार्थों का पूर्ण ज्ञान था। किसी भी प्रधान या गौण चिकित्सा पद्धति में औषधि-निर्माण के प्रधान स्रोत वन-संपदा (पेड़-पौधे, फल आदि), जड़ी-बूटियाँ, सब्जियाँ, मिर्च-मसाले, खनिज पदार्थ, जीव-जंतुओं के अंग-प्रत्यंग हैं। परंतु वैकल्पिक चिकित्सा की कई अन्य विधाओं में इनका प्रयोग या तो बिलकुल नहीं होता या लेशमात्र ही होता है। संक्षेप में, कह सकते हैं कि 'संसार में ऐसी कोई भी वस्तु नहीं, जिसमें कि उपचारक गुण विद्यमान न हो।'(*महर्षि चरक*)

आजकल तो स्थिति यह है कि कूड़ा-करकट और अन्य उच्छिष्ट या फेंक दिए गए पदार्थों का भी सदुपयोग करके उनसे निर्मित उपवस्तुओं (Biproducts) का प्रयोग किया जा रहा है और संयंत्रों का संचालन बखूबी तथा बहुत कम कीमत पर किया जा रहा है। इसलिए बेकार पदार्थ (Waste products) भी अब उपयोगी पदार्थ (Useful products) बन गए हैं।

रक्त हमारे शरीर की विभिन्न शिराओं में पहुँचकर अंगों को पोषण और कार्यशीलता प्रदान करता है। रक्त के बिना शरीर का कोई अंग प्रभावी और समुचित ढंग से कार्य नहीं कर सकता। रक्त को लाल रंग हीमोग्लोबिन प्रदान करता है और इसका मुख्य तत्त्व लौह है, जो एक खनिज पदार्थ है। जब रक्त में हीमोग्लोबिन

कम हो जाता है तो पांडु रोग (रक्ताल्पता) हो जाता है। इस कमी को पूरा करने के लिए लौह से बने तत्त्वों को अनेक रूपों में दिया जाता है। इस संदर्भ में सभी चिकित्सा-पद्धतियाँ एकमत हैं। यह उदाहरण केवल इसीलिए दिया गया है कि शरीर की विभिन्न व्याधियों को दूर करने के लिए विभिन्न खनिज पदार्थ, जैसे—लोहा, ताँबा, मैग्नीशियम, कोबाल्ट, सोडियम, मैंगनीज, फॉस्फोरस आदि प्रयोग में लाए जाते हैं। परंतु चुंबक का प्रयोग ठोस रूप में नहीं किया जाता; बल्कि इसे चुंबकीय तेल, लोशन, मरहम, जल आदि में प्रयोग करते हैं या फिर कुछ उपकरणों में शक्तीकृत चुंबक का प्रयोग किया जाता है।

'अथर्ववेद' आयुर्विज्ञान पर आधारित एक दिव्य ग्रंथ है, जिसमें औरतों के रक्तस्राव में चुंबक प्रयोग का उल्लेख है। यहाँ चुंबक के पर्यायवाची शब्द 'अश्म' तथा 'अश्मन' का प्रयोग किया गया है। कुछ एक मंत्रों में 'सिकतावती' शब्द का भी प्रयोग हुआ है। सभी का अर्थ 'पत्थर' या 'चमत्कारी पत्थर' है।

इमा यास्ते शतं हिरः सहस्रं धमनीरुत।
तासां ते सवीतामहमश्मना विलमप्यधाम्॥
परं यो नरवरं ते कृणोभि मा त्वा
प्रजामि भून्मोत सूनुः।
त्वस्वं त्वाप्रजस कृणोम्यश्मानं ते
अपिधान कृणोमि॥

(यजुर्वेद, तृतीय भाग, कांड 7, सूक्त 35, मंत्र 2-3)

मंत्र का भावार्थ है—"तुम्हारी मैं सैकड़ों नाड़ियों और हजारों धमनियों का छिद्र पत्थर से बंद कर देता हूँ। उसके अतिरिक्त जो तेरे गर्भ से परे हैं, उन्हें तुम्हारे पास लाता हूँ, ताकि तुम्हारी अवहेलना या तिरस्कार तुम्हारी संतान न करे। मैं सजीव संतान तुम्हें प्रदान करता हूँ और पत्थर को (ही) तुम्हारा आवरण बनाता हूँ।"

भारत में यह धारणा प्रचलित है कि सोते समय सिर दक्षिण और पाँव उत्तर दिशा की ओर करके सोना चाहिए, ताकि शरीर और पृथ्वी के मध्य चुंबकीय संतुलन बना रहे। परंतु मृत्यु के समय यह क्रम उलटा हो जाता है, अर्थात् पाँव दक्षिण और सिर उत्तर दिशा की ओर कर दिया जाता है। इसे 'स्थिति विपर्यय' कहते हैं। ये दोनों प्रक्रियाएँ पूर्णतः वैज्ञानिक और युक्तिसंगत हैं। कारण, दक्षिणी और उत्तरी ध्रुवों (Poles) के गुण-धर्म अलग-अलग हैं। दूसरी स्थिति में शरीर को रखा जाए (जीवन के अंतिम समय में) तो मरनेवाले के प्राण आसानी से निकल जाते हैं।

वह तड़पता नहीं, उसका मन शांत हो जाता है। शायद मृत शरीर को जलाते समय कपाल-क्रिया करने के पीछे भी चुंबकीय आकर्षण का सिद्धांत है। कहते हैं, प्राण यदि कहीं फँसा रह गया हो तो वह कपाल-क्रिया के बाद खोपड़ी के फट जाने से बाहर निकल जाएगा।

प्राचीनकाल में सौंदर्य को चिरस्थायी बनाए रखने के लिए भी चुंबकों का प्रयोग किया जाता था। मिस्र की राजकुमारी विश्व की अप्रतिम सुंदरियों में गिनी जाती थीं। अपने सौंदर्य और आकर्षण को बनाए रखने के लिए वह चुंबक का हार पहना करती थीं। मिस्र में चुंबक की जानकारी बहुत अधिक थी। वहाँ के पिरामिडों में चुंबक की अगाध शक्ति और उपादेयता का असीम ज्ञान छिपा है। इसी वैज्ञानिक सूझ-बूझ के कारण ही मिस्री पिरामिड आज तक स्थायी रूप से पूर्ववत् खड़े हैं, हालाँकि कुछ जर्जर अवस्था में दिखते हैं।

इसी प्रकार अरस्तू, होमर, प्लूटो आदि ने भी चुंबक के विषय में उल्लेख किया है और उनके विभिन्न प्रयोगों के बारे में भी चर्चा की है। इसी प्रकार होम्योपैथी के प्रणेता डॉ. हैनीमैन ने भी अपनी चिकित्सा-पद्धति में इसका प्रयोग किया है। बाद में डॉ. विलियम बोरिक ने भी दक्षिणी और उत्तरी ध्रुवों के औषधीय प्रयोग के बारे में अपने 'मैटीरिया मेडिका' में उल्लेख किया है। मेसमेर ने वैयक्तिक स्पर्श के जरिए चुंबक का प्रयोग किया, जिसे 'Human Magnetism' की संज्ञा दी गई, जबकि डॉ. हैनीमैन चुंबक की छड़ों (Rods) को प्रयोग में लाते थे।

आधुनिक और पुरातन वैज्ञानिकों ने चुंबक का प्रयोग करके जिन नवीन उपकरणों का आविष्कार किया है, उसका मूल स्रोत हमारे पूर्वजों, ऋषियों और उपचारकों द्वारा दिए गए ज्ञान का केवल परिवर्तित, परिवर्द्धित और सुनियोजित रूप है। इसे प्राचीन अर्जित ज्ञान का विस्तृत रूप ही कहा जाएगा।

विदेशों में चुंबक के विभिन्न प्रयोगों पर काफी खोज की गई और पाया गया कि चुंबक मानव शरीर ही नहीं, पेड़-पौधों, सब्जियों, बिजली के संयंत्रों, विषाणुओं एवं जीवाणुओं पर भी प्रभावी रूप से कार्य करके उनकी कार्यक्षमता बढ़ाता है। जैसे-जैसे अनुसंधान की प्रक्रिया प्रगति करती जा रही है, नए-नए तथ्य उजागर हो रहे हैं, जिनमें से कुछ तो हमें हतप्रभ भी कर देते हैं।

चिकित्सा के क्षेत्र में चुंबक की कमरपेटी, कलाईबंध (Wrist-band), माला, माथे की पट्टी, सर्वाइकल, लंबर, पेटियाँ, घुटनों के लिए पेटी (Kneebelt) और घुटने की टोपी (Kneecap), चुंबकीय कुरसियाँ आदि ऐसे उपकरण हैं, जिनका आसानी से प्रयोग हर कोई कर सकता है। बस, जरा सी सावधानी और चौकसी

चाहिए। आज चुंबक और उससे निर्मित अनेक पदार्थों, चुंबकीय जल, मरहम, तेल आदि द्वारा रक्तचाप, आमवात (Rheumatism), संधिवात (Arthritis), दमा एवं खाँसी (Asthma, Cough), मूत्र व गुरदे के रोग, मूत्र मार्ग में कहीं भी पथरी का होना, कंधे की जकड़न (Frozen shoulder), कलाई का दर्द, कुहनी का दर्द (Tennis elbow) आदि रोगों का उपचार सफलतापूर्वक और बहुत ही कम कीमत पर तथा थोड़े ही समय में किया जा सकता है। चुंबक से कैंसर, मधुमेह, अर्बुद (Tumour), हृदय वेदना (Angina pectores) या (Cardiac/chest pain), दिल का दौरा, धमनी काठिन्य और जमाव (Arterial sclerosis and artery blockade) जैसे गंभीर रोग भी चुंबक प्रयोग से पूरी तरह ठीक किए जा सकते हैं या कम-से-कम उनकी विभीषिका और जटिलता को कम किया जा सकता है।

शायद ही कोई ऐसा रोग हो, जिसका चुंबक चिकित्सा में उपचार न हो। वैसे सभी रोगों का उपचार तो पूरे दावे के साथ कोई चिकित्सा-पद्धति नहीं कर सकती। खोखले दावे करना डींग हाँकना है, परंतु आज का रोगी पूर्ण प्रमाण की माँग करता है। उसे गारंटी चाहिए कि वह नीरोग हो जाएगा। वह परछाईं के पीछे भागकर समय नष्ट करना नहीं चाहता। वह तो प्रमाण और परिणाम पर भरोसा करता है। खोखले आश्वासन और सब्जबाग दिखाकर रोगी को संतुष्ट नहीं किया जा सकता। प्रयोगों के लिए रोगी के पास न तो समय है और न ही धन। जो चिकित्सक उसे तुरंत आरोग्य प्रदान करेगा, वही उसका भगवान् है; क्योंकि ईश्वर के बाद चिकित्सक का स्थान ही है। छलावे से प्रभावित तो किया जा सकता है, परिणाम नहीं दिखाया जा सकता। इसलिए प्रमाण, परिणाम और सत्य के धरातल पर जो तथ्य खरा उतरता है, वही वास्तविक है, अन्य सब बातें मृग-मरीचिका के समान हैं।

□

2

आधुनिक युग में चुंबक चिकित्सा की उपादेयता, सीमाएँ और आयाम

सभी आरोग्य के साधनों का प्रधान एवं मूलमंत्र है मानव को रोग से मुक्त रखना और ऐसे उपाय सुझाना, जिससे रोग की स्थिति पैदा ही न हो और यदि रोग हो ही जाए तो उसे कम-से-कम समय में दूर करना या फिर जटिल व हठी रोगों की समयावधि (Duration) कम करना। हमारे शास्त्रों में सौ वर्ष तक जीने की इच्छा व्यक्त की गई है। वैसे, ज्योतिष-शास्त्र में भी मनुष्य की आयु एक सौ आठ वर्ष आँकी गई है। हमने सुना और पढ़ा है कि पुराने समय में लोग लगभग सौ या उससे ऊपर की आयु भोगते थे; जबकि हमारे ऋषि-मुनि प्राण पर नियंत्रण करके कई सौ वर्षों तक जीवित रहते थे। इस युग में भी तिब्बत, चीन, जापान और पहाड़ी इलाकों के निवासी काफी लंबी आयु भोगते हैं। हमारे विचार से, लंबी आयु के रहस्य का सूत्र नीचे लिखे तथ्यों पर आधारित है—

1. नियमित जीवन और कार्य-प्रणाली।
2. निश्चिंत जीवन।
3. समय पर खाना, सोना, काम करना और जागना।
4. प्रकृति के समीप रहकर उसकी विभूतियों का आनंद लेते हुए लाभ उठाना।
5. सकारात्मक दृष्टिकोण और सद्‌गुणों का विकास एवं संवृद्धि।
6. ईर्ष्या, द्वेष, शत्रुता, शंका, भय, घृणा (जुगुप्सा), मिथ्यावाद, चालाकी, लालच आदि नकारात्मक भावों को पनपने न देना और ऐसी भावनाओं का दमन।

7. अपनी आस्था, विश्वास और श्रद्धा के आधार पर जगत्-नियंता को सदैव स्मरण करना।
8. शुद्ध, सात्त्विक और ताजा भोजन करना।
9. स्वयं को व्यस्त रखना और दुष्कर्मों से परे रहना।

अंत:स्रावी ग्रंथियाँ और महत्त्व

हमारे शरीर में पुच्छहीन सात अंत:स्रावी (Secreting ductless endocrine glands) हैं, जिनका हमारे स्वभाव, कार्य-प्रणाली, कार्यक्षमता, रोग निरोध, रोगोत्पत्ति, भावनाओं आदि पर सीधा प्रभाव पड़ता है। संक्षेप में, हमारे मन, वचन, कर्म और स्वास्थ्य पर ये ग्रंथियाँ सीधा प्रभाव डालती हैं; उनका नियमन और नियंत्रण करती हैं। मानव को होनेवाले प्राय: सभी शारीरिक व मानसिक रोगों को ये ग्रंथियाँ प्रभावित करती हैं। चुंबक चिकित्सा इन ग्रंथियों की कार्य-प्रणाली और कार्यक्षमता को नियंत्रित कर उनसे सामान्य रस-स्राव (Normal excretion) कराकर हमारे मन और शरीर को स्वस्थ रखती हैं।

प्रधान अंत:स्रावी ग्रंथियों में थायरॉइड, पैराथायरॉइड, एड्रिनल, पिट्यूटरी, थायमस, पैंक्रियाज, सेक्स और लिंफ ग्रंथियों की गणना की जा सकती है। इनमें पिट्यूटरी को प्रधान ग्रंथि (Master gland) कहते हैं, जो अन्य सभी ग्रंथियों को नियमित, नियंत्रित और कार्यक्षम करती है। कुछ विद्वानों ने हमारे शरीर में व्याप्त सात चक्रों को इन्हीं सात ग्रंथियों से संबद्ध करके उनके परस्पर प्रभाव का विवेचन किया है। एक अन्य विद्वान् ने बायोकेमिक की बारह दवाओं का संबंध अंत:स्रावी ग्रंथियों और चक्रों से जोड़कर बायोकेमिक होम्योपैथिक दवाओं की उपादेयता और प्रयोग की व्याख्या की है।

मोटे तौर पर चुंबक चिकित्सा में इन ग्रंथियों और शारीरिक चक्रों का सीधा वर्णन तो नहीं है, परंतु इनसे होनेवाले रोगों का परोक्ष रूप से वर्णन करके उनका उपचार तो सुझाया ही है। मानव को आक्रांत करनेवाले वे सभी रोग, जिनका उपचार किया जाना संभव है, चुंबक के प्रयोग से उन सभी रोगों से मुक्ति पाई जा सकती है, बशर्ते आवश्यक सावधानियों पर पूरी तरह अमल किया जाए। अधकचरी और अपूर्ण मानसिकता से कोई भी इलाज किया जाएगा तो उससे इच्छित लाभ प्राप्त नहीं होगा। संभव है, लाभ हो न हो, परंतु हानि होने की संभावना बहुत अधिक है। यह नियम चुंबक चिकित्सा पर भी पूर्णतया लागू होता है।

चुंबक चिकित्सा के विभिन्न प्रकार (Various kinds of Magnets)

1. **छोटे चुंबक** : इनका प्रयोग आँखों के अनेक रोगों में किया जाता है।
2. **मझले चुंबक** : ये गरदन पर लगाने के काम आते हैं।
3. **बड़े चुंबक** : इन्हें गरदन/हाथों पर लगाया जाता है। साथ ही इनका प्रयोग पैर और कमर पर भी किया जाता है।

(उपर्युक्त और अन्य प्रकार के चुंबक तथा चुंबक के विभिन्न उपकरणों (Gadgets) का विस्तार से उल्लेख आगे से किया जाएगा।)

चुंबक की नैरोग्य क्षमता

सभी चिकित्सा-पद्धतियों की तरह इस चिकित्सा की भी स्वकीय सीमाएँ हैं। कोई भी पद्धति चाहे कितना भी दावा करे, किंतु वह सभी रोगों से रोगियों को त्राण नहीं दिला सकती। ठीक यही तथ्य चुंबक चिकित्सा पर भी लागू होता है।

पेट और पाचन तंत्र के रोग; जैसे—कब्ज, अतिसार, वमन (उलटी/कै), अम्ल पित्त (Acidity), बवासीर, आमाशय (पेट) का प्रदाह (Gastritis), उदर पीड़ा (Gastralgia), गैस, वायु संचय (Flatulence), वायु गोला, पेट का व्रण (Gastric Ulcer), आंत्र पुच्छ प्रदाह (Appendicites), आँतों का पक्षाघात (Intestinal paralysis/Inertia) तथा इनके अलावा विभिन्न प्रकार के सिर दर्द, आधासीसी (Migraine), चक्कर आना (Vertigo), मितली और कै (Nausea and Vomiting), आँखों के रोग, कान संबंधी रोग, त्वचा रोग, मानसिक रोग, जोड़ों व हड्डियों के रोग, नपुंसकता और ध्वजभंग, विविध प्रकार के ज्वर, गठिया और वातरोग (Gout, Rheumatism), हड्डियों के रोग (Arthritic or Bone related maladils), अस्थि शोथ प्रदाह (Arthritis), कैंसर, ट्यूमर, छाती, फेफड़े और श्वास संबंधी रोग, क्षय रोग (Tuberculosis Thisis), ब्लड प्रेशर, मधुमेह, हृदय संबंधी विविध रोग, पक्षाघात, प्लीहा, तिल्ली (Spleen) के रोग, यकृत के रोग, रक्तस्राव (Bleeding), विभिन्न शरीरांगों में सूजन, दर्द, लालिमा और उत्ताप (Heat) आदि। रोगों की सूची बहुत विस्तृत है। संक्षेप में कह सकते हैं कि जिस रोगी का जीवन ही समाप्तप्राय है या जिसे ईश्वर ने जीवनदान नहीं दिया, ऐसे रोगियों को छोड़कर सभी रोगों का उपचार करने में चुंबक चिकित्सा सक्षम है। यदि सभी रोगों का उपचार संभव होता तो शायद कोई रोगी मरता ही नहीं या मृत्यु को बहुत देर में वरण करता। इसलिए जैसे हर प्राणी अपनी सीमा में बँधा है, वैसे ही हर चिकित्सा-पद्धति की भी अपनी-अपनी सामर्थ्य और उपादेयता की सीमाएँ हैं। जो

वस्तु बनी है, उसका विनाश एक दिन होना निश्चित है। औषधियाँ रोग-मुक्त तो कर सकती हैं, मरे को जिंदा नहीं कर सकतीं। वे रोग को या तो जड़ से मिटा देती हैं या उसकी विभीषिका (Gravity) कम कर सकती हैं। ऐसी न तो कोई दवा है, न ही चिकित्सा प्रणाली, जो किसी भी व्यक्ति को सदा के लिए नीरोग रख सके। इतना तो अवश्य है कि स्वास्थ्य के नियमों का पालन करते हुए मनुष्य काफी समय तक रोग-रहित रह सकता है। जिन देवी-देवताओं की हम पूजा-अर्चना करते हैं, उनका भी शरीरांत हुआ है। इस तथ्य के एकमात्र अपवाद भगवान् शिव हैं, जो कालजयी हैं। ऐसे में हम विनाशशील मानवों की क्या औकात और बिसात है!

उपादेयता

संसार में कोई ऐसा पदार्थ नहीं, जो बेकार या निरर्थक हो। ऐसे ही प्रत्येक व्यक्ति किसी प्रयोजन या उद्देश्य के लिए संसार में जन्म लेता है। यही बात अन्य जीव-जंतुओं पर भी लागू होती है। इसी प्रकार यदि एक ही उपचार पद्धति से रोगी स्वस्थ हो जाते तो चिकित्सा की अन्य पद्धतियों का उद्भव ही न होता और यदि होता भी तो उनका विकास न होता या थोड़ी देर चलने के बाद वे तिरोभूत या काल-कवलित हो गई होतीं। परंतु ऐसा देखने में नहीं आया। हमने पहले भी लिखा है कि 150 से अधिक मुख्य और वैकल्पिक चिकित्सा प्रणालियाँ इस समय विश्व में प्रचलित हैं, जिनमें से कुछ संसार के प्रभाग/देश विशेष में ही सिमटकर रह गईं, कुछ समृद्ध होकर विश्व के अन्य देशों में भी फैलीं, कुछ को लोगों ने स्वीकार नहीं किया।

हमारा उद्देश्य किसी भी चिकित्सा प्रणाली का समर्थन या विरोध करना नहीं, न ही उसके गुण-दोष या प्रसिद्धि की चर्चा करना है। हमारा प्रयास तुलनात्मक विवेचन करना भी नहीं। हम तो अपनी परिधि में रहकर ही अपने विषय की चर्चा करना चाहते हैं, ताकि पाठकगण स्वयं निर्णय कर सकें कि चुंबक चिकित्सा उनकी कौन-कौन सी आवश्यकता की पूर्ति कर सकती है। उतावलेपन या जल्दबाजी में निर्णय न लें, क्योंकि जब तक मन किसी वस्तु को स्वीकारता नहीं तब तक उसकी गुणवत्ता और उपादेयता का मूल्यांकन नहीं किया जा सकता।

यह कहना कि यह पद्धति सर्वथा निर्दोष है, गलत होगा; क्योंकि गुण और अवगुण एक ही सिक्के के दो पहलू हैं। आप नीर-क्षीर विवेक से निर्णय स्वयं लें। इस चिकित्सा प्रणाली में भी कई आवश्यक सावधानियाँ जरूरी हैं, अन्यथा हानि होने की संभावना है। इस पुस्तक में लिखे उपायों को ध्यान से पढ़कर मनन करें

और तब अपने रोगों की चिकित्सा प्रारंभ करें। आरंभ में किसी योग्य एवं अनुभवी चुंबक चिकित्सक से प्रशिक्षण लेना बेहतर रहेगा, ताकि यदि कोई समस्या अचानक प्रकट हो जाए तो समय रहते उसका समाधान हो सके। हमारे विचार में वही उपचार सबसे अच्छा है, जो कम खर्च में और कम समय में रोगी को नीरोगी कर दे। यदि किसी रोग के दूर होने में अधिक समय लगे तो हताश न हों, निरंतर प्रयत्न करते रहें। आपका प्रयास अंततः सफलीभूत होगा।

□

3

मानव शरीर की संरचना और विभिन्न अंग समूहों की कार्य-प्रणाली

मानव शरीर ईश्वर की निर्माण कृतियों में सबसे अधिक जटिल है, जिसे वैज्ञानिक और चिकित्सक आज तक समझ नहीं पाए। हम मानव द्वारा निर्मित रोबोट और उसके कार्यों को देखकर स्तंभित रह जाते हैं; परंतु मानव शरीर को देखकर इतने स्तंभित नहीं होते, कारण कि इसे प्राप्त करने के लिए हमने कोई श्रम नहीं किया। जो वस्तु सहज में, बिना दाम चुकाए आसानी से मिल जाए, उसकी महत्ता को हम नहीं आँकते। स्पंदन केवल मानव शरीर में ही होता है। मानव द्वारा निर्मित सभी उपकरणों में प्राण या जीवनी-शक्ति या स्पंदन का सर्वथा अभाव है। वह बोलता, समझता या अनुभव नहीं करता। उसकी कार्यक्षमता हमारी देखरेख पर निर्भर है। जितना प्रयत्न हम उपकरणों की सँभाल और देखरेख में करते हैं, उसका दसवाँ भाग भी यदि हम शरीर को ठीक, चुस्त-दुरुस्त और स्वस्थ रखने में करते तो हम सहज, प्राकृतिक, प्रमुदित और स्वस्थ जीवन बिता रहे होते। परंतु दुर्भाग्यवश इस दिशा में हम सचेत नहीं रहते और जाने-अनजाने इसकी अवहेलना करते रहते हैं। जरा सी सावधानी, चौकसी और देखभाल से हम स्वास्थ्य संबंधी अनेक समस्याओं से बच सकते हैं; परंतु दुर्भाग्यवश हम शरीर से काम तो लगातार लेते रहते हैं, पर इसकी परवाह नहीं करते।

जैसे किसी भी कुशल संचालक (operators) को मशीन से सुचारु रूप से काम लेने के लिए उसकी संरचना, कार्यक्षमता, कार्य-प्रणाली को समझना जरूरी है, ठीक वैसे ही हमारे लिए मानव शरीर की संरचना, विभिन्न अंग-समूहों, अंगों-उपांगों आदि को बारीकी से समझना जरूरी है। अंगों का केवल नाम मात्र जानने से

काम नहीं चलता। हमें शरीर की विभिन्न रासायनिक प्रक्रियाओं और उनसे होनेवाले परिवर्तनों का ज्ञान होना भी आवश्यक है। अगले पृष्ठों में दी गई शरीर संबंधी जानकारी आपके लिए लाभप्रद होगी और रोग-नियंत्रण में भी सहायक होगी। शरीर की विभिन्न अंग-प्रणालियों का संक्षिप्त विवरण आगे के पृष्ठों में दिया जा रहा है।

शरीर में सबसे ज्यादा भार अस्थियों का होता है, जो कि खोपड़ी से लेकर पाँवों तक एक-दूसरे से इस प्रकार संयोजित और आबद्ध हैं, ताकि उनमें रक्त-प्रवाह लगातार होते रहने के साथ ही लचीलापन (Flexibility) भी बना रहे। खोपड़ी की हड्डी अन्य सभी हड्डियों से वजनदार और कठोर होती है, परंतु लचीली नहीं होती। नीचे दिए गए दोनों चित्रों की तुलना करने से पता चल जाएगा कि खोपड़ी के भीतर मस्तिष्क और उसके कौन से उपांग (जिनके समवेत रूप से मिलने से ही सारे मस्तिष्क की आकृति बनती है) हैं।

रीढ़ की हड्डी (या सुषुम्ना) हमारी पीठ के पीछे मध्य भाग में स्थित है, जिसके साथ खोपड़ी से लेकर मेरुपुच्छ (coccyx) तक सभी अस्थियाँ परस्पर एक-दूसरे से जुड़ी हुई हैं और विभिन्न द्रव्यों, नाड़ियों, रक्त, मज्जा आदि तत्त्वों से शक्ति पाकर शरीर के विभिन्न अंगों की कार्यक्षमता, संचेतन, चालन आदि कार्यों का संपादन करने में मदद करती हैं। दो अस्थियों के बीच एक कोमल उपास्थि (Cartilage) रहती है, जो दो अस्थियों को आपस में रगड़ खाने और टकराने से बचाती है। इसके अभाव में वे परस्पर टकराकर और एक-दूसरे में घुसकर या तो घिस जाती हैं या टूट जाती हैं। हड्डियों में चिकनाई के लिए एक स्राव (Fluid) होता है, जिसे श्लेष्मक की संज्ञा दी गई है। यह हड्डियों को चिकनाई प्रदान करता है, ताकि उनमें रगड़ न लगे और वे आसानी से सुविधानुसार मोड़ी भी जा सकें। नीचे के चित्रों से सारी बात स्पष्ट हो जाएगी।

रीढ़ की हड्डी शरीर में सबसे बड़ी और लंबी हड्डी है, जिसके साथ कमर तक का अस्थि-पंजर जुड़ा है, जिसमें फेफड़े भी आ जाते हैं। यह हड्डी हिलती-डुलती नहीं।

पाचन-तंत्र प्रणाली

इस प्रणाली में मुख्यत: दाँत, जीभ, मुँह का भीतरी भाग, गला, अन्न की नली, पेट, बड़ी व छोटी आँत, जिगर, पित्ताशय, प्लीहा, अग्न्याशय (पैंक्रियाज), गुदा और गुदामुख आते हैं। यह शरीर की सबसे बड़ी प्रणाली है और इन सब अंगों को मिलाकर शरीर का संपूर्ण पाचन-तंत्र बनता है।

सबसे पहले मुँह में भोजन जाता है, जहाँ उसे दाँतों द्वारा बारीक किया जाता है। इस दौरान इसमें मुँह में ही उत्पन्न लार मिलकर भोजन को चिकना और तरल बनाकर अन्न नली में धकेलता है। वहाँ से भोजन सीधा पेट में पहुँच जाता है। पेट की मांसपेशियों द्वारा भोजन को आलोड़न-विलोड़न की प्रक्रिया द्वारा और अधिक बारीक किया जाता है। इसी दौरान पेट में उत्पन्न पाचक रस इसमें मिलकर इसे पोषण प्रदान करते हैं। तत्पश्चात् पेट में से छोटी आँत में जानेवाली नली द्वारा यही भोजन छोटी आँतों में पहुँचता है और इसमें आँतों द्वारा उत्पन्न एंजाइम या पाचक रस मिलते जाते हैं। अब अन्न बड़ी आँत में पहुँचता है, जहाँ पर यह बहत्तर घंटे पड़ा रहता है। इस दौरान इसमें से पानी अलग हो जाता है, पाचक पित्त इसमें मिलकर इसे पीलापन प्रदान करती है। मल कड़ा हो जाने के बाद नीचे मलाशय में पहुँचता है। जब पाखाने की हाजत होती है तो यही मल गुदा मार्ग से होता हुआ गुदामुख से बाहर निकल जाता है। संक्षेप में यही पाचन संस्थान की कार्य-प्रणाली है, जिससे सारे शरीर का पोषण होता है। नीचे दिए गए चित्र से पाचन संबंधी अंगों का आसानी से ज्ञान हो जाएगा।

श्वसन और रक्त-संचार प्रणाली

दिए गए चित्रों का अध्ययन करने से अग्रलिखित तथ्य स्पष्ट हो जाएँगे। रक्त-संचार और श्वसन की प्रक्रिया में रक्त ही एक ऐसा माध्यम है, जो दोनों प्रणालियों में संबंध स्थापित करता है। अशुद्ध रक्त सबसे पहले धमनियों से होता हुआ हृदय के नीचेवाले चैंबरों में जाता है, जिनकी मांसल दीवारें हैं। बायाँ आलिंद (जो कि दाएँ से अपेक्षाकृत बड़ा होता है) में पल्मोनरी नाड़ी (जो फेफड़ों को रक्त पहुँचाती है) से होकर रक्त आता है। इसके बाद रक्त बड़ी धमनी में संचरित होता है। वहाँ से रक्त फेफड़ों में प्रविष्ट होता है। फेफड़ों में संचित प्राणवायु (ऑक्सीजन) इसको शुद्ध करके पुनः हृदय में भेज देता है। इस प्रकार शुद्ध रक्त को प्रवाहिका नाड़ियों द्वारा शरीर के सभी छोटे-बड़े भागों को पहुँचाया जाता है और यह क्रम चलता रहता है।

फेफड़ों में जब फैलने और सिकुड़ने की प्रक्रिया दोष-युक्त या धीमी पड़ जाती है तो प्राणवायु को भीतर जाने में कठिनाई होती है। कई बार ऐसी स्थिति नाक में रुकावट के कारण भी पैदा हो जाती है। अतः नाक की रुकावट से प्राणवायु भीतर न जाने के कारण शरीर की अन्य क्रियाएँ भी दोषप्रद और मंद पड़ जाती हैं। नाक ही एकमात्र ऐसा अंग है, जिसके छिद्रों से छनकर हवा

भीतर प्रवेश करती है। कुछ लोग नाक की बजाय मुख से साँस लेते हैं, जिस कारण अशुद्ध और दूषित वायु शरीर में प्रवेश कर साँस और हृदय से संबंधित अनेक रोगों को जन्म देती है।

शुद्ध ऑक्सीजन द्वारा पोषित रक्त पूरे शरीर के अंगों को ठीक से काम करने में सहायता प्रदान करता है। खून की नाड़ियों में कॉलेस्टेरॉल सरीखे विजातीय और हानिकर तत्त्वों के जमा होने से नाड़ियों का लचीलापन समाप्त हो जाता है, जिससे हृदय को रक्त पर्याप्त मात्रा में नहीं मिल पाता, फलस्वरूप संपूर्ण शरीर की प्रक्रिया दोषपूर्ण और धीमी हो जाती है।

मल-मूत्र प्रक्रिया : कहा गया है कि जिस आदमी के मूत्र और मल शरीर से नियमित रूप से, उचित मात्रा में और बिना किसी अवरोध के बाहर निकल जाते हैं, उसे रोग प्रायः परेशान नहीं करते। हम जो भी खाते-पीते हैं, उसी से शरीर का पोषण होता है; रक्त, मज्जा, अस्थि, मल-मूत्र आदि बनते हैं। यदि मल-मूत्र रुक जाएँ तो जीवन संकट में भी पड़ सकता है। जो लोग सादा भोजन करते हैं, शारीरिक व्यायाम और सैर करते हैं, किसी-न-किसी कार्य में व्यस्त रहते हैं, उनको न कब्ज की शिकायत होती है, न ही मूत्र की कोई समस्या होती है। मल-मूत्र की प्रक्रिया का वर्णन बाद के अध्यायों में विस्तार से किया गया है, अतः उसे इस संदर्भ में अछूता छोड़ देना ही उचित होगा।

चर्म और बाल : चमड़ी एक महत्त्वपूर्ण रक्षिका है, जो हमारे शरीर को ढँककर रखती है, हमें तापमान का ज्ञान कराती है, गरमी-सर्दी से हमारे शरीर की रक्षा करती है, पसीने द्वारा हमारे शरीर से विषाक्त तत्त्वों को बाहर निकालकर हमारे शरीर को आभा, कांति और चिकनाहट प्रदान करती है। शरीर की चमड़ी के नीचेवाले भाग में ऑयल ग्लैंड्स होते हैं, जो हमारे शरीर को कोमल और चिकना रखते हैं।

चमड़ी की तरह शरीर के बाल भी हमारी रक्षा करते हैं और विषाक्त तत्त्वों को बाहर निकालने में मदद करते हैं। चमड़ी और बालों का परस्पर घनिष्ठ संबंध है। दोनों एक-दूसरे के पूरक और सहायक हैं। चमड़ी के नीचे से पसीना रोम छिद्रों द्वारा बाहर निकलता है। जो लोग शरीर के बालों को अप्राकृतिक रूप से साफ कर देते हैं, उनके शरीर की सुरक्षा समुचित रूप से नहीं हो पाती। होंठों, पाँव की हथेलियों, तलवों पर बाल नहीं उगते। बाल सर्दी-गरमी से भी हमारी सुरक्षा करते हैं। अतः चमड़ी और बालों की स्वच्छता का हमें विशेष ध्यान रखना चाहिए।

पुच्छहीन अंत:स्रावी ग्रंथियाँ (Ductless secretory endocrine glands)

अंत:स्रावी ग्रंथियों से जो-जो रस निकलते हैं, वे हमारे शरीर के विकास, भावनाओं, कृत्यों एवं रासायनिक क्रिया को सामान्य और कार्यक्षम रखने में महत्त्वपूर्ण भूमिका निभाते हैं। सच तो यह है कि ये हमारे शरीर के अपरिहार्य अंग हैं, जिनके अभाव में शारीरिक प्रक्रिया या तो पूर्णतया रुक जाती है या अस्त-व्यस्त हो जाती है। ऐसी मान्यता है कि व्यक्ति के शरीर और मन में होनेवाले विविध रोगों और उपद्रवों की जड़ में इन ग्रंथियों की कार्यक्षमता बहुत हद तक उत्तरदायी है।

कुछ लेखकों ने अंत:स्रावी ग्रंथियों की तुलना भारतीय योग में वर्णित चक्रों से की है। इसी तुलना को ध्यान में रखते हुए ग्रंथियों के नाम के बाद चक्रों के नाम कोष्ठक में दिए जा रहे हैं।

लसीका ग्रंथियाँ (Lymphatic glands)

इनकी तुलना अंत:स्रावी ग्रंथियों से नहीं की जाती, इसीलिए उनमें इनकी गणना भी नहीं की जाती। परंतु ये हैं अति महत्त्वपूर्ण। ये हमारे शरीर की रक्षक हैं। ये शरीर में मवाद पैदा नहीं होने देतीं; शरीर में विजातीय, विषाक्त और हानिकर पदार्थों को जमा नहीं होने देतीं और यदि जमा हो जाएँ तो उन्हें शरीर से बाहर निकालने में मदद भी करती हैं, साथ ही ये घावों को भरने और शीघ्र ठीक होने में भी मदद करती हैं। कैंसर रोग के बारे में इन्हीं से हमें चेतावनी मिलती है। किसी भी कारण से जब इनको अधिक कार्य करना पड़ जाए तो ये कमजोर होने लग जाती हैं, जिस कारण रोगों से लड़ने की शरीर की क्षमता कम होने लगती है। विषाक्त पदार्थ और विजातीय तत्त्व शरीर में जमा होने लगते हैं।

□

4
रोगों के मुख्य कारण

मानव शरीर एक संयंत्र के समान है, जिसकी देखभाल समुचित रूप से की जाए तो यह शरीरधारी (मानव) की निरंतर सेवा करता रहेगा। परंतु हम इस तथ्य की अकसर अवहेलना करते हैं। रोग कहीं बाहर से आकर हमारे शरीर को आक्रांत नहीं करता, न ही वह एकाएक आक्रमण करता है। वास्तव में, हमारे शरीर में छिपी निरोधक शक्ति उसे शरीर के भीतर आने से लगातार रोकती रहती है। अत: हमारा शरीर जब सक्षम एवं सबल होता है तो वह भीतरी व बाहरी रोगजनक कारणों का डटकर सामना करता रहता है और रोग को शरीर से परे रखता है। जब रोग के कारण अधिक सबल हो जाते हैं और शरीर की रोगों से लड़ने की सामर्थ्य कम हो जाती है, तब कहीं जाकर रोग शरीर में अपना स्थान बनाने में सफल होता है।

रोग आखिर है क्या? शरीर की असामान्य अवस्था ही वास्तव में रोग-स्थिति है। ईश्वर द्वारा प्रदत्त मानव शरीर संसार का महान् आश्चर्य है। प्रकृति और इसकी धरोहर से हम जितना दूर जाते हैं उतना ही रोग के निकट आते जाते हैं। प्रकृति से ही हमें जल, वायु, अग्नि, आकाश और पृथ्वी मिले हैं। मानव शरीर का अधिकांश भाग पृथ्वी तत्त्व से बना है। पृथ्वी पर ही समुद्र, नदी, नाले, तालाब, पेड़-पौधे, वनस्पति, जड़ी-बूटियाँ, फल, पहाड़, चट्टानें, धातुओं की खानें आदि हैं, जिनके अभाव में जीना असंभव हो जाता। दु:ख है कि हमने इस पृथ्वी की धरोहर का विनाश ही नहीं किया, उसका दुरुपयोग भी किया है। साथ ही हमने जल, वायु, आकाश नामक तत्त्वों को प्रदूषित करके समूचे वातावरण को विषाक्त कर दिया है। आधुनिक सभ्यता और मानवता का सबसे बड़ा शत्रु मानव स्वयं ही है। स्वस्थ रहने का मंत्र है—प्रकृति को अपने नैसर्गिक रूप में रहने देना, उसकी कार्य-प्रणाली में

हस्तक्षेप न करना, उसके स्थायी स्वरूप को यथावत् बनाए रखना, उसके विभिन्न उपादानों और अवयवों की सही पहचान बनाए रखने में प्रकृति की मदद करना। यदि हम इतना करते हैं तो प्रकृति हमें वरदान के रूप में हमारी खुशियाँ हमें निरंतर देती रहेगी और हम तन-मन-धन से समृद्ध होंगे।

आज न तो जलवायु शुद्ध है, न ही फल, साग-सब्जियाँ, न ही आचार और विचार। ऐसा लगता है, सभी लोग प्रायः नकली, बेबसी और उधार का जीवन व्यतीत कर रहे हैं। हमने प्रकृति का प्रदूषण और अवहेलना करके जो पाप किया है और निरंतर करते जा रहे हैं, उसी के फलस्वरूप हमें रोगों की विभीषिका का सामना करना पड़ रहा है। वर्तमान पीढ़ी की भावी संतान शायद नैरोग्य की कभी अनुभूति ही न कर सके।

□

5
रोगों के प्रधान कारण

भोजन से संबंधित कारण

★ भोजन नियत समय पर करें। जब मन परेशान हो, जल्दबाजी में हो या क्रोध में हो तो ऐसी अवस्था में भोजन कदापि न करें।

★ स्वस्थ, संतुलित, ताजा, गरम, ठीक से पका भोजन ही ग्रहण करें। अधपका, सड़ा-गला, बासी, बदबूदार भोजन प्रयोग में न लाएँ।

★ भोजन को निगलें नहीं, उसे भली प्रकार चबाकर खाएँ, ताकि लार भोजन के साथ मिश्रित होती रहे।

★ हर समय मुँह चलाते रहना ठीक नहीं। इससे पाचन क्रिया प्रभावित होती है और पाचन-तंत्र पर अकारण ही अधिक कार्य करने का बोझ पड़ जाता है।

★ बाहर का बना खाना, अधिक तला हुआ, फास्ट फूड, पकौड़ी, चाट, समोसा, अधिक मसालेदार, तीखा एवं कड़वा खाने से बचें। यदि ऐसी ही किसी वस्तु को खाने का मन हो तो घर पर बनवाकर खाएँ। इससे आपका धन बचेगा तथा सस्ते में शुद्ध व ताजे भोज्य पदार्थ मिल जाएँगे।

★ खाद्य पदार्थों में परिवर्तन करते रहें, ताकि विविधता बनी रहे और मन में ऊब, खीझ एवं एकरसता न व्यापे।

★ कभी-कभी दस-पंद्रह दिन में व्रत रखें, ताकि पेट को आराम मिल सके। कहा गया है—'मूर्ख व्यक्ति तब तक खाता रहता है, जब तक कि वह रोगी न हो जाए। ऐसे व्यक्ति को तब तक व्रत रखना चाहिए, जब तक वह पुनः स्वस्थ न हो जाए।'

★ अपनी जिह्वा पर नियंत्रण रखें, क्योंकि—'जिस व्यक्ति का अपनी जिह्वा पर नियंत्रण नहीं, वह अन्य इंद्रियों पर भी नियंत्रण नहीं रख सकता। ऐसे व्यक्ति के लिए स्वर्ग के द्वार बंद हो जाते हैं। अधिक खाना एक अपराध है।'

—भागवत पुराण

★ भोजन करने से पहले दो-चार घूँट पानी पी लें, ताकि भोजन को कंठ और अन्न नली से गुजरने में सुविधा रहे। भोजन के तुरंत बाद पानी न पिएँ। वैसे एक घंटा बाद पानी पिएँ तो लाभप्रद होगा।

★ भोजन और फल एक साथ न लें, क्योंकि दोनों के पाचन समय में अंतर है। दूसरे, यदि फल लेना आवश्यक हो तो भोजन के एक-दो घंटा पहले लें। यही नियम सब्जियों पर भी लागू होता है।

★ पेट और पाचन-तंत्र को विश्राम देने के लिए व्रत रखा जाता है, न कि उसकी समाप्ति पर पेट को ठूँस-ठूँसकर भरने के लिए। दूसरे, व्रत को अधिक खाने का माध्यम या बहाना न बनाएँ। ऐसे व्रत से तो व्रत न रखना ही बेहतर होगा।

★ मांस, मछली, अंडा, शराब, चरस, गाँजा, अफीम, तंबाकू आदि हानिकारक पदार्थों का सेवन करने से बचें। यदा-कदा इस नियम का उल्लंघन भले हो जाए, परंतु ऐसा नियमित रूप से न होने दें। 'सोशल स्टेटस', 'सोशल कल्चर', 'सोसाइटी' आदि भ्रामक शब्दों के मायाजाल में न फँसें। जो तथाकथित मित्र, संबंधी या हितैषी आपको गलत काम करने के लिए बाध्य करते हैं, उन्हें नम्रतापूर्वक क्षमा माँगकर मना कर दें। ऐसे लोग आपके और आपकी सेहत के दुश्मन हैं। अतः इनसे बचें।

★ शराब यदि सीमित मात्रा में (अर्थात् 50-60 मि.ली.) तक धीरे-धीरे पी जाए तो एक रसायन का काम करती है, परंतु इससे अधिक मात्रा सेहत को बरबाद कर देती है। खाली पेट शराब न पिएँ, साथ में पनीर, सलाद या कुछ तली नमकीन या मूँगफली लें।

★ बिना भूख के कभी न खाएँ। परंतु भूख लगने के बाद भोजन न करना भी हानिप्रद है। अतः अधिक या कतिपय कुछ न खाने की अति से बचें। दोनों स्थितियों में आप अपनी हानि कर लेंगे।

★ गरम खाने के साथ ठंडा जल या कोई अन्य पेय न लें। केवल गरम पानी का प्रयोग करें। भोजन समाप्त करने के बाद केवल एक कप दूध, चाय, कॉफी भले ही ले लें।

★ याद रखें, हम खाते इसलिए हैं, ताकि जीवित रहें; पर हम जीवित इसलिए नहीं रहते कि हम सदा खाते ही रहें।

★ याद रखें, पशु-पक्षी आदि भी केवल भूख लगने पर ही खाते-पीते हैं, अन्यथा नहीं।

दैनिकी, शारीरिक श्रम, विश्राम, कार्य-प्रणाली और दिनचर्या संबंधी नियम

★ सुबह उठकर शुद्ध और ताजा वायु का सेवन करें। बंद कमरों, मकानों, दम घुटनेवाले, भीड़-भाड़ और तंग वातावरण से जहाँ तक संभव हो, अपने को बचाएँ, अन्यथा आप रोगी बन सकते हैं।

★ जो कार्य दिन में करना है, उसकी रूपरेखा पहले से ही निर्धारित करें। जल्दबाजी या हड़बड़ाहट में कोई काम न करें, क्योंकि ऐसा करके आप कभी भी मानसिक तनाव की स्थिति में आ सकते हैं।

★ सदा काम करते जाना या फिर निठल्ले बैठे रहना आपकी सेहत और जीवन क्रम को अव्यवस्थित कर देगा। दोनों स्थितियों में तालमेल रखते हुए हर काम नियमित रूप से समयबद्ध तरीके से करें।

★ यदि आपका शरीर अधिक थक गया है तो उसे आराम दें और यदि खाली समय अधिक रहा है तो उसे किसी सार्थक काम में लगाएँ, क्योंकि क्षमता से अधिक काम या आवश्यकता से अधिक आराम करना शरीर के लिए हानिकारक है। दोनों ही स्थितियों में संतुलन स्थापित करें और अपने को रोग की चपेट में न आने दें।

★ सुबह या शाम के समय टहलने, सैर करने की आदत डालें या हलकी सी कसरत करें। दोपहर के भोजन के बाद थोड़ा सा विश्राम करें, परंतु सोएँ नहीं, दस-पंद्रह मिनट के लिए बाईं करवट लेट जाएँ।

★ खाने के तुरंत बाद कोई मानसिक या शारीरिक काम न करें, न ही कोई कसरत करें। देखा गया है कि कई बार थोड़ा सा आराम करने के बाद मन शांत हो जाता है और शरीर में नई ऊर्जा का संचार हो जाता है।

★ कहते हैं, स्वस्थ मन का निवास स्वस्थ शरीर है। यदि आपका शरीर रोगी है तो मन भी रोगी हो जाएगा। स्वस्थ, शांत, नीरोगी शरीर व मन आपके जीवन को सुखद और प्रसन्न रखने की गारंटी है।

★ मानसिक तनाव आपके शरीर को घुन की तरह अंदर से खोखला करके

आपकी जीवनचर्या और शारीरिक रासायनिक प्रक्रिया को बिगाड़ देता है। यदि आपका मन बलशाली, स्थिर और चैतन्य है तो आप अपनी इंद्रियों पर नियंत्रण करके अपनी नकारात्मक सोच से बच सकते हैं।

★ जीवन में सदैव सकारात्मक (Positive) विचारों का परिवर्द्धन करें, नकारात्मक (Negative) विचारों को दूर भगाएँ। यह इतना आसान नहीं; परंतु सतत और नियमित प्रयास व अभ्यास से आप अवश्य सफल हो सकते हैं। बस, आपकी इच्छा-शक्ति दृढ़ होनी चाहिए।

★ समस्याएँ सभी को परेशान करती हैं। समझदारी इसी में है कि समस्याओं से मुँह न मोड़ें, बल्कि बहादुरी से उनका सामना करें। समस्याओं को अपने ऊपर कभी हावी न होने दें। दृढ़ मानसिकता, धैर्य एवं शांत स्वभाव से आपकी प्राय: प्रत्येक समस्या का समाधान हो सकता है।

★ कोई व्यक्ति पूर्ण नहीं, उसमें कहीं-न-कहीं तो कोई कमी है ही। हम ईश्वर तो नहीं बन सकते, परंतु अच्छे इनसान तो बन ही सकते हैं। इसलिए अपने दोषों को सुधारें, सद्गुणों को पनपने दें। इस तरह स्वयं भी सुखी व प्रसन्न रहें और दूसरों को भी करें।

उपचार संबंधी नियम

हमने इस पुस्तक के प्रारंभ में पाठकों को 'चेतावनी' दी है और उन्हें सावधान भी किया है। इसी विषय पर थोड़ा विस्तार से और अधिक प्रकाश डालेंगे। हर व्यक्ति में व्यक्तिगत स्वभाव, संस्कार, आदतें भिन्न होती हैं, इसलिए व्यक्तित्व में भी अंतर होता है। हम सभी का पालन-पोषण अलग-अलग वातावरण और स्थितियों में होता है। सबकी अपनी-अपनी समस्याएँ हैं; मानसिकता और सोच अलग हैं। एक समान लक्षणोंवाले दो रोगी एक चिकित्सक के पास जाते हैं। उनका उपचार भी समान दवाओं से किया जाता है; परंतु एक रोगी पूर्णतया स्वस्थ हो जाता है और दूसरा पहले की तरह ही रोगी बना रहता है या फिर उसकी हालत पहले से कुछ बेहतर होती है या रोग की तीव्रता (Intensity) और विभीषिका (Gravity) उग्रतर हो जाती है। आखिर ऐसा क्यों होता है? इसके पीछे क्या कारण हैं? हमारी समझ में इसके मुख्य कारण निम्नलिखित हो सकते हैं। ये कारण सभी चिकित्सा प्रणालियों पर प्राय: समान रूप से लागू होते हैं—

★ रोगी डॉक्टर को ईमानदारी से सभी लक्षणों का ब्योरा नहीं देता या दे नहीं सकता। कुछ लक्षण उसे ज्ञात हैं, कुछ अज्ञात भी। ऐसा प्राय: मानसिक,

संसर्ग-जनित रोगों में होता है। ऐसा करके रोगी अपनी हानि स्वयं कर लेता है।

- ★ चिकित्सक रोगी से रोग के लक्षणों के बारे में पूरे तथ्य न उगलवा सके या चिकित्सक इतना अनुभवी, शिक्षित और योग्य न हो। कई बार वह रोगी से ऐसे सवाल सीधे पूछ बैठता है, जिन्हें रोगी बताना नहीं चाहता। ऐसी हालत में रोग-वृत्त अधूरा ही रह जाता है और चिकित्सा आधी-अधूरी बातों पर ही शुरू कर दी जाती है।
- ★ रोगी के रोग-लक्षणों (Disease symptoms) के आधार पर दवाओं का न दिया जाना।
- ★ रोगी द्वारा डॉक्टर के निर्देशों का पालन न करना या दवा समय पर न लेना या दो-तीन बार की दवाएँ एक ही बार में ले लेना।
- ★ रोगी स्वयं ही दवा की मात्रा कम या ज्यादा करके ले।
- ★ यदि कोई नए लक्षण पनप आएँ तो उनके बारे में डॉक्टर को सूचित न करना। लाभ होने पर भी डॉक्टर को न बताना और तथ्यों को जान-बूझकर छिपाना।
- ★ एक उपचार के साथ-साथ किसी अन्य दवा का प्रयोग अपने आप करना और डॉक्टर को अँधेरे में रखना।
- ★ रोग न होते हुए भी शौकिया या कुतूहलवश दवाओं का प्रयोग।
- ★ धैर्य से एक इलाज न करना और जल्दी-जल्दी चिकित्सा एवं चिकित्सक बदलते जाना।
- ★ नकली दवाओं का सेवन या सस्ती दवाओं की झोंक में गलत दवा का सेवन।
- ★ परहेज पूरी तरह न करना और चिकित्सक को भी जानकारी न देना।

मानसिक कारण

इसके मूलभूत कारण हैं—मानसिक तनाव, चिंता, दैनिक जीवन में यदा-कदा पेश आनेवाली समस्याएँ, कार्यक्षेत्र की समस्याएँ, परिवार और अपनी समस्याएँ, मित्र या संबंधी जनों की समस्याएँ, बीमारी और आर्थिक अभाव के कारण उत्पन्न समस्याएँ।

ध्यान रहे, हमारा शरीर मन द्वारा संचालित होता है। मन एक बेलगाम घोड़े के समान है। यदि मस्तिष्क का मन पर नियंत्रण न हो तो मन भटक जाता है।

अनियंत्रित और निर्बल मन हमारी इंद्रियों पर काबू रखने की बजाय स्वयं उनके लुभावने मायाजाल में फँस जाता है। इस प्रकार शरीर मन, इंद्रिय और दिमाग में फँसकर गलत काम कर बैठता है। यदि शरीर स्वयं ही बीमार है तो उसे आसानी से और मनमाने ढंग से चलाना इंद्रियों के लिए और अधिक आसान हो जाता है।

विचार सबसे पहले मन में ही उठता है, फिर बुद्धि उसकी जाँच-परख करके अपना आदेश इंद्रियों को देती है। अंत में इंद्रियाँ शरीर को कार्य करने को विवश कर देती हैं। यदि शरीर सबल है तो वह इंद्रियों के प्रलोभन में कम ही आता है।

मानसिक रोगों के कारण शारीरिक कारणों से अलग हैं, परंतु एक का रोग दूसरे को प्रभावित अवश्य करता है। मानसिक रोग असंख्य हैं और यह एक स्वतंत्र विषय है। अतः संक्षेप में इतना ही कहेंगे कि मन और शरीर का संबंध अटूट है। कारण कि एक का प्रभाव दूसरे पर अवश्य पड़ता है। स्वस्थ रहने के लिए दोनों का सुचारु रूप से कार्य करना सामान्य रूप से जीवन व्यतीत करने के लिए अनिवार्य है।

प्रदूषण और विषाक्तता (Pollution & Toxity)

जल, वायु, अग्नि, पृथ्वी और आकाश को 'पंच महाभूत' की संज्ञा दी गई है। ये सभी तत्त्व प्रकृति की देन हैं। ये सभी तत्त्व हमारे जीवन के लिए अपरिहार्य हैं। हम भोजन बिना एक-दो दिन जिंदा रह सकते हैं, जल के बिना कुछ घंटे तक, परंतु वायु के बिना केवल कुछ क्षण ही जीवित रह सकते हैं। मुख्यतः हमारे रोगों का कारण अशुद्ध जलवायु है। कुछ कारण तो लापरवाही से उपजते हैं, कुछ हमारी और नई सभ्यता की देन हैं। हम अपने आराम और विकास के लिए जो-जो नए उपाय और उपकरण प्रयोग में लाते हैं, वही अब अभिशाप बनकर हमें विविध समस्याओं की गर्त में धकेल रहे हैं। दमा, साँस के अनेक रोग, त्वचा के विभिन्न रोग, कैंसर, आँखों की बीमारियाँ, कान से कम सुनाई पड़ना ऐसी समस्याएँ हैं, जो प्रदूषण की देन हैं।

खेतों में कीटनाशक दवाओं और रासायनिक खादों का प्रयोग करके साग-सब्जी, फल-फूल, पेड़-पौधे आदि की उपज बढ़ाने की जैसे होड़-सी लग गई है। गुणवत्ता पर ध्यान न देकर लाभ कमाने पर ध्यान अधिक दिया जा रहा है, भले ही लोगों का स्वास्थ्य चौपट हो जाए। नदी, नाले, तालाब का पानी मानव की विष्ठा-मूत्र और कारखानों द्वारा छोड़ा गया विषाक्त स्राव शुद्ध जल को अशुद्ध और विषाक्त कर रहा है, जिसे पीकर मनुष्य, पशु-पक्षी हर दिन नए-नए रोगों से संतप्त हो रहे हैं या मर रहे हैं। कई जानवरों और पक्षियों की तो प्रजातियाँ ही या तो विनाश के

कगार पर हैं या विलुप्त हो गई हैं। अशुद्ध जल से पीलिया, दस्त, कब्ज, उलटी, अजीर्ण, शोथ, अल्सर, आंत्र-शोथ, त्वचा के रोग, दमा, खाँसी, गले एवं पाचन संबंधी अन्य अनेक रोग हमारे शरीर को भीतर से खोखला कर रहे हैं और रोग निरोधक शक्ति प्रतिदिन घटती जा रही है। कई रोगों में तो किसी भी औषधि का असर नहीं होता, कारण कि वे विषाणुओं पर प्रभाव डालने में असमर्थ हैं। जैसे-जैसे बीमारियाँ बढ़ रही हैं वैसे-वैसे नई दवाइयों, दवाखानों, डॉक्टरों, क्लीनिक, अस्पतालों की संख्या बढ़ रही है। खेद है कि निजी और सरकारी संस्थान भी रोग के कारणों को दूर करने की बजाय बीमारी को दवाओं द्वारा नियंत्रित करने में समय और धन नष्ट कर रहे हैं। 'दर्द बढ़ता ही गया ज्यों-ज्यों दवा की' वाली कहावत अक्षरश: सत्य सिद्ध हो रही है।

वायु प्रदूषण की हालत और भी बदतर है। हम साँस नाक द्वारा लेते हैं और प्राणवायु को फेफड़ों तक ले जाते हैं। परंतु हमारे शरीर का पोषण दूषित, विषाक्त, गंदी और धूल-धुआँ भरी वायु से हो रहा है। वायु हमारा प्राण है और जीने का साधन भी। मोटरगाड़ी द्वारा छोड़ी गई विषाक्त मोनोऑक्साइड गैस (Monoxide gas), कारखानों द्वारा छोड़ा गया विषाक्त धुआँ हमारे शरीर को धीरे-धीरे जहर से भर रहा है और हम नए-नए रोग से ग्रस्त हो रहे हैं। बड़ा आश्चर्य होता है कि इतने ऊँचे स्तर का प्रदूषण होने के बावजूद हम जीवित कैसे हैं!

प्रदूषण को पेड़ों से उठनेवाली ताजा हवा दूर करती है, परंतु पेड़ों को तेजी से काटा जा रहा है, पहाड़ तोड़े जा रहे हैं, जहाँ भी हरियाली है उसे समाप्त किया जा रहा है। संक्षेप में, कह सकते हैं कि मानवता को पूरी तरह नष्ट करने का पूरा प्रबंध हो रहा है। इस विनाश-लीला का कारण, जनक और कारक स्वयं मनुष्य ही है, अन्य कोई नहीं। हमारी भावी पीढ़ी को बीमार, अपंग, बहरी, अंधी और रोग-ग्रस्त होने से शायद ही कोई बचा सके।

□

6
कारण का निवारण ही रोग का उपचार है

जैसे प्रत्येक कार्य का कोई-न-कोई कारण होता है, ठीक उसी प्रकार प्रत्येक क्रिया की प्रतिक्रिया होती है। रोग हमारी कुछ गलत क्रियाओं का परिणाम है। जब भी हम प्रकृति और उसके नियमों को अनदेखा करके उसकी अवहेलना करेंगे, कोई-न-कोई रोग हमें प्रभावित करेगा। कुछ रोग हमारी असावधानी और कुछ अनभिज्ञता से उपजते हैं, परंतु कुछ रोग आकस्मिक रूप से दुर्घटनाओं से उपजते हैं। कारण चाहे जो भी हो, एक साधारण सा रोग हमारे पूरे शरीर को आक्रांत कर देता है। दु:ख से त्राण पाना प्रत्येक व्यक्ति चाहता है, लेकिन एक बार रोग से मुक्त होने के बाद कोई भी बचाव के उपाय नहीं करता। इस प्रकार रोग, रोग-मुक्ति और पुन: रोगी होने का क्रम निरंतर चलता रहता है। यहाँ ऐसे तथ्यों की चर्चा की जाएगी, जिन्हें अपनाकर हम प्राय: नीरोग रह सकें।

रोगों से बचने के उपाय

★ अपनी दिनचर्या को नियमित करें। प्रात: उठकर (सूर्योदय से पूर्व), शौचादि से निवृत्त होकर खुली हवा में घूमने के लिए, जहाँ खुला मैदान और हरियाली हो, जाएँ। कुछ साँस संबंधी व्यायाम करें। व्यायाम के साथ ही योगासन भी करें। आसन आपके शरीर की अवस्था के अनुसार ही हों। ऐसा करने से आपकी साँस और जोड़ों के दर्द की समस्या का निवारण होगा। शुद्ध वायु से रक्त का संचार सुधरेगा, श्वसन रोगों में आराम होगा और सामान्य स्वास्थ्य में सुधार होने से शरीर हलका-फुलका, चुस्त-दुरुस्त और लचीला बनेगा।

★ यदि घरेलू उपाय करने पर एक-दो दिन में रोग कम न हो तो किसी चिकित्सक से संपर्क करें। परंतु रोग की गति और अवधि को कभी लंबा न होने दें। चिकित्सक के निर्देशों का पूरी तरह पालन करें और कोई नया लक्षण उभरे या रोग बढ़ता ही दिखे तो चिकित्सक से परामर्श करें। किसी भी हालत में स्वयं कोई दवा न लें, न ही मात्रा में फेर-बदल करें। अधिक व्यस्तता और अधिक आराम से बचें।

★ भोजन संबंधी नियमों का पालन करते हुए सदा मौसम के अनुसार ही निश्चित समय पर भोजन करें। अपनी प्रकृति, शारीरिक अवस्था, मौसम के अनुरूप भोजन करें। संयमित जीवन बितानेवाले और उचित समय पर यथेष्ट भोजन करनेवाले लोग कम बीमार पड़ते हैं।

★ आँखों को धूल, धुआँ, मिट्टी आदि से सुरक्षा के लिए सादा लैंसवाला चश्मा या काला चश्मा प्रयोग करें। बाहर जाने से पहले और लौटने के बाद स्वच्छ और ताजा पानी से आँखों पर छींटे मारें। लगातार पढ़ने, काम करते रहने या टी.वी. देखने से आँखें थक जाती हैं, अतः बीच-बीच में आँखों को विश्राम दें।

★ आपका आहार संतुलित होना चाहिए, जिसमें अनाज, दाल, हरे पत्तेवाली साग-सब्जियाँ, डेयरी उत्पाद, वसा, विटामिन्स एवं मिनरल्स की उचित मात्रा हो। यदि आप संतुलित और पौष्टिक आहार लेते हैं तो उससे शारीरिक क्षमता एवं रोग-निरोधक शक्ति बढ़ेगी और कुपोषण-जनित रोगों से आप मुक्त रहेंगे।

★ जहाँ जल गंदा और प्रदूषित है, वहाँ पानी को उबालें और ठंडा होने पर सेवन करें। सर्दी में सदैव उबला गरम पानी भोजन के साथ प्रयोग करें। ऐसा करने से आप आहार-जनित रोगों से बचे रहेंगे।

★ भोजन कैसे, किस समय, कितनी मात्रा में करना चाहिए, इस विषय पर मतैक्य नहीं; क्योंकि प्रत्येक देश-प्रदेश का भोजन वहाँ की जलवायु के अनुरूप ढाला और अनुशंसित किया गया है; जैसे—उत्तर का आदमी दक्षिण में जाए या दक्षिण का उत्तर में तो खान-पान की समस्या ज्यादा परेशान करेगी। हमारे विचार से, यह समस्या शाकाहारियों की अधिक है। मांसाहारी के लिए तो कोई असुविधा नहीं। इस संदर्भ में हमारा परामर्श है कि धीरे-धीरे प्रयत्न करके प्रादेशिक भोजन प्रणाली को अपनाकर ही रोगों से बचा जा सकता है। प्रकृति ने जिन खाद्य पदार्थों की जरूरत है

उन्हीं को उगाया है, फिर कई भोज्य पदार्थ तो सभी जगह समान रूप से उपलब्ध हैं।

★ गरमी में लू लगना, सर्दी में ठंड और बरसात में भीग जाना कई बीमारियों का कारण है। अतः घर के अंदर या बाहर जाते समय मौसम के अनुसार कपड़े पहने जाएँ तो ऋतु संबंधी रोगों से बचाव संभव है।

★ 'अति सर्वत्र वर्जयेत्' सूत्रोक्ति हमें बताती है कि सीमा का अतिक्रमण करने की सदा मनाही है। अतः आप बीमारी की अवस्था को छोड़कर न तो अधिक सोएँ, विश्राम करें या जागें या शरीर के चेतावनी भरे संकेतों (Warning signals) की अवहेलना करते हुए और अपनी क्षमता की परवाह किए बिना अधिक काम करें। अति के कारण अनेक शारीरिक व मानसिक रोगों से ग्रस्त होने की संभावना अधिक हो जाती है। सभी कार्य सीमा के भीतर रहकर ही करें।

★ हँसना एक अमूल्य रसायन है। इससे फेफड़ों का विकास होता है, साँस की प्रक्रिया में सुधार होता है; नाक, गला, कान के अवरोध दूर होते हैं। हम प्राकृतिक रूप से हँसना भूलते जा रहे हैं। यही कारण है कि हमें प्रायः मानसिक घुटन तथा तनाव का शिकार होना पड़ता है। हँसी से मन व शरीर प्रमुदित और शुद्ध होते हैं।

★ क्रोध, घृणा, ईर्ष्या, द्वेष, घमंड आदि नकारात्मक विचारों से सदा बचें। इनके स्थान पर प्रेम, स्नेह, करुणा, दया, विश्वास आदि सकारात्मक गुणों को अपने मन और व्यवहार में उचित स्थान दें। ऐसा करने से आप कई भयावह मानसिक रोगों से बच सकते हैं।

□

7

चुंबक के भेद और प्रकार

चुंबक एक खास तरह का पत्थर है, जो ठोस होता है और इसका रंग प्राय: स्लेटी या हलका काला होता है। चुंबक का प्रधान गुण लौह धातु को अपनी ओर आकर्षित करना है। लोहे का कोई उत्पाद (Product) चुंबक की ओर स्वत: खिंच जाता है। चुंबक में प्रतिकर्षण (Repulsion) का गुण भी है। इसका तीसरा गुण है लोहे या इससे बने उप-उपकरणों (Bi-products of Iron) को भी चुंबकीय कर देना।

अंग्रेजी के 'Magnet' शब्द के प्रयोग के पीछे एक संबंधित कथा है। एक बार एक नवयुवक गड़रिया, जिसका नाम मैग्नेटीज (Magnatese) था, पहाड़ पर जा रहा था। यकायक उसके जूते, जिन पर लोहे की कीलें लगी हुई थीं, कहीं फँस गए और भरसक प्रयत्न करने पर भी जूते उस स्थान से अलग नहीं किए जा सके। इस कथानक से यह निष्कर्ष निकाला गया कि जिस जगह पर जूते फँसे थे, वह स्थान चुंबकीय स्थान रहा होगा। ऐसा भी माना जाता है कि 'मैग्नेटीज' से ही 'मैग्नेट' शब्द का उद्‌भव हुआ है।

'अथर्ववेद' में चुंबक के लिए 'सिकता' (अर्थात् रेत) और 'अश्मन' (पत्थर) जैसे शब्दों का प्रयोग हुआ है। वैसे सिकता को 'Ceramic' का पर्याय ही माना जाता है और 'अश्मन' को चुंबक का। इसी प्रकार प्राचीन ग्रीक लेखकों ने भी 'Magnet' शब्द का प्रयोग कई लेखों में किया है। चुंबकीय व्यक्तित्व (Magnetic Personality) में तो 'चुंबक' शब्द निहित है ही। चुंबक को एक दैवी धातु (Divine metal) की संज्ञा देकर यह सिद्ध करने का प्रयास किया गया है कि आत्मा भी चुंबकीय गुणों से प्रभावित है।

चुंबक का प्रयोग विभिन्न संयंत्रों में भी किया जाता है। प्रत्येक चुंबक में उत्तरी एवं दक्षिणी दो ध्रुव होते हैं और दोनों ध्रुवोंवाले चुंबकों के स्वकीय गुण हैं, जिन्हें चिकित्सा करते समय ध्यान में रखा जाता है। सभी सितारों एवं नक्षत्रों में चुंबकीय गुण हैं। हमारी पृथ्वी भी सूर्य का उपग्रह है। इसी कारण यह सूर्य के गिर्द घूमती है। जैसे प्रत्येक ग्रह का अपना ही चुंबकीय क्षेत्र है, ठीक उसी प्रकार पृथ्वी का भी अपना चुंबकीय क्षेत्र (Magnetic field) है।

चुंबक के विविध प्रयोग

रेडियो, टेलीविजन, रेफ्रिजरेटर के दरवाजों, ध्वनिग्राही यंत्रों, विद्युत् धारा को प्रभावित करने में, बच्चों के कई खिलौनों में, बिजली की मोटर, लौह धातु को चुंबकीय करने के लिए तथा कई अन्य उपादानों और संयंत्रों में चुंबक का प्रयोग किया जाता है। पुराने समय से प्रयुक्त कुतुबनुमा संयंत्र (Mariner's/Sailor's Compass) में भी चुंबक का प्रयोग होता आया है, जिसे नाविकों को दिशा का बोध कराने के लिए इस्तेमाल किया जा रहा है।

चुंबक के विविध रूप और प्रकार (Kinds of Magnets)

1. लोडस्टोन या प्राकृतिक चुंबक (Loadstone or Natural magnets)
2. मानव द्वारा निर्मित चुंबक (Man-made magnets)
3. स्थायी एवं अस्थायी चुंबक (Permanent and Temporary magnets)

प्राकृतिक चुंबक

मैग्नीशिया अंचल में एशिया माइनर में बहुत समय पहले कुछ ऐसे पत्थर पाए गए, जो काले रंग के थे। जब उन काले पत्थरों के बारे में अधिक जानकारी प्राप्त करने की लोगों में लालसा जागी तो उनपर खोज की गई और पाया गया कि इस पत्थर के काले टुकड़ों में लौह धातु और ऐसे ही समान गुणधर्मी पदार्थों को अपनी ओर आकर्षित करने की क्षमता है।

इन्हें मैग्नेट इसलिए कहा गया, क्योंकि ये मैग्नीशिया में पाए गए थे। प्राकृतिक अवस्था में यथावत् पाए जाने के कारण इन्हें 'प्राकृतिक' कहा गया। यदि ऐसे पत्थरों को स्वतंत्र रूप से वायु में लटका दिया जाए तो ये एक निर्धारित दिशा का बोध कराते हैं। साथ ही ये एक खास स्थिति में ही रहते हैं। इनके इसी गुण के कारण इन्हें 'लोडिंग' या 'लोडस्टोन' के नाम से पुकारा जाने लगा।

मानव द्वारा तैयार चुंबक

जैसे-जैसे नई खोज होती रही, प्राकृतिक चुंबक के आकार और प्रकार में भी परिवर्तन होते रहे। इनकी उपयोगिता के आधार पर इन्हें सुइयों, छड़ों, खुरों की शक्ल में बदला गया और कुछ को साफ करके अन्य रूप दिए गए।

स्थायी एवं अस्थायी चुंबक

इनकी गणना भी मानव-निर्मित चुंबकों में की जाती है, अर्थात् मानव-निर्मित स्थायी और अस्थायी चुंबक। स्थायी चुंबक की आकर्षण शक्ति कई सालों तक बरकरार रहती है, परंतु इन्हें काटा या जोड़ा नहीं जा सकता; जबकि अस्थायी चुंबक को काटा और जोड़ा जा सकता है। इन्हें आवश्यकता के अनुसार प्रयोग भी कर सकते हैं।

बिजली द्वारा चलनेवाले अनेक संयंत्रों, जैसे—गैल्वेनोमीटर, टेलीफोन, फ्रिज, रेडियो, डी.सी. द्वारा संचालित बिजली की मोटर आदि में स्थायी चुंबक का प्रयोग किया जाता है। बिजली द्वारा संचालित क्रेनों, घंटियों, विद्युत् चुंबकों में अस्थायी चुंबक ही इस्तेमाल होते हैं।

चुंबक के विलक्षण गुण

प्रत्येक चुंबक का अपना ही 'चुंबकीय ध्रुव' (Magnetic pole) होता है। इसी प्रकार प्रत्येक चुंबक के उत्तरी और दक्षिणी ध्रुव होते हैं। प्रयोग के तौर यदि हम चुंबक की एक छड़ (Rod) को लोहे के बिखरे हुए टुकड़ों पर स्थापित कर दें तो हम देखेंगे कि लोहे के टुकड़े चुंबक-छड़ के साथ कहीं कम और कहीं अधिक संख्या में चिपके हैं। इनमें कोई समानता और तालमेल भी नहीं होता। इससे स्पष्ट हो जाता है कि जहाँ टुकड़े ज्यादा चिपके हैं, वही दो स्थान चुंबकत्व के आकर्षण के केंद्र या बिंदु हैं।

चुंबक की छड़ को अगर हवा में (धागे से बाँधकर) लटका दें तो हम देखेंगे कि छड़ उत्तर-दक्षिण दिशा की ओर इंगित कर रही है। इससे स्पष्ट होता है कि धरती का हर एक चुंबक एक उत्तरी ध्रुव है और दूसरा दक्षिणी ध्रुव, कारण यह है कि पृथ्वी में भी चुंबकीय शक्ति है। यहाँ इस तथ्य और परीक्षण से सिद्ध होता है कि पृथ्वी के चुंबकत्व और चुंबकीय गुणों के कारण ही अन्य चुंबक परस्पर एक-दूसरे से खिंचकर दिशा-ज्ञान कराते हैं।

एक चुंबक का उत्तरी ध्रुव दूसरे चुंबक के उत्तरी ध्रुव को एक-दूसरे से

अलग करता है। इसी प्रकार दक्षिणी ध्रुव भी दूसरे दक्षिणी ध्रुव को अलग या परे करता है। परंतु असमान ध्रुवों में स्थिति विपरीत है। अर्थात् एक चुंबक के उत्तरी ध्रुव को अगर दूसरे चुंबक के दक्षिणी ध्रुव के पास लाया जाए तो वे एक-दूसरे को अपनी ओर आकर्षित करेंगे। इन तथ्यों से यही निष्कर्ष निकलता है कि कोई चुंबक केवल एक ही ध्रुववाला नहीं होगा। उनके उत्तरी और दक्षिणी दो ध्रुव होंगे। साथ ही प्रत्येक चुंबक में प्रतिकर्षण और आकर्षण दोनों ही गुण विद्यमान हैं। यहाँ तक कि किसी चुंबक के छोटे-से-छोटे अणु में भी चुंबकत्व होगा और उसके भी दो ध्रुव अवश्य होंगे।

एक से अनेक चुंबक

चुंबक के बड़े टुकड़ों से छोटे-छोटे या अलग साइज के चुंबक बनाए जा सकते हैं, पर दोनों ही में उत्तरी और दक्षिणी ध्रुव होंगे। यह चुंबक के विघटन की क्रिया है। इस प्रकार एक बड़े टुकड़े के कई छोटे टुकड़े बनाकर उनका प्रयोग किया जा सकता है।

चुंबक की शक्ति के विभिन्न आयाम

गुरुत्वाकर्षण के सिद्धांत से प्रेरित होकर कुछ वैज्ञानिकों ने यह पता लगाया कि सौरमंडल के सारे ग्रह-उपग्रह, सूर्य, चंद्रमा, नक्षत्रादि एक निश्चित नियम से कार्य और भ्रमण करते हैं। चुंबकीय आकर्षण ही उन्हें अपनी-अपनी सीमाओं में बाँधे रखता है, उन्हें गति प्रदान करता है, एक-दूसरे से निश्चित दूरी बनाए रखता है। वैसे प्रत्येक ग्रह-उपग्रह की स्वकीय चुंबकीय शक्ति होती है। जिनका चुंबकीय प्रभाव अधिक होता है, उनपर बाहरी चुंबकीय शक्ति का प्रभाव कम पड़ता है। इसके विपरीत, जिन ग्रह-उपग्रहों की स्वयं की चुंबकीय शक्ति कम होती है, उनपर बाहरी चुंबकीय प्रभाव अधिक पड़ता है।

पृथ्वी अपने आप में एक बहुत बड़ा नैसर्गिक चुंबक है। मुख्य तौर पर इसके दक्षिणी और उत्तरी ध्रुवों में सबसे अधिक चुंबकीय शक्ति विद्यमान है। इसका तात्पर्य यह कदापि नहीं कि पृथ्वी के अन्य भागों में चुंबकीय शक्ति का नितांत अभाव है। सत्य तो यह है कि पृथ्वी में सब जगह चुंबकीय शक्ति विद्यमान है, परंतु दक्षिणी और उत्तरी ध्रुवों में यह अपेक्षाकृत कहीं अधिक है। पृथ्वी की अपनी चुंबकीय शक्ति उसके चारों ओर लगभग 9,60,000 किलोमीटर तक फैली है। कारण चुंबक या चुंबक प्रभावी वस्तु या क्षेत्र अपने चारों ओर चुंबकीय परिधि या घेरा बना लेता

है। जैसे सूर्य से किरणें फैलती हैं, ठीक उसी प्रकार धरती की चुंबकीय शक्ति से निकली चुंबकीय किरणें सब ओर फैलती हैं।

मानव शरीर में पृथ्वी तत्त्व का अंश सबसे अधिक होने के कारण चुंबकत्व विद्यमान है, इसीलिए मानव को 'पृथ्वी-पुत्र' भी कहा गया है। यदि हम खड़े हों तो हमारे शरीर का पीछे का हिस्सा (जिसमें सिर का पीछे का भाग, मेरुदंड या रीढ़ की हड्डी, पीठ, एड़ी आदि अंग आते हैं) दक्षिणी ध्रुव माना जाएगा और आगेवाले भाग (जिसमें माथा, नाक, कान, गला, छाती, कमर, घुटने, पाँव आते हैं) को उत्तरी ध्रुव माना जाएगा। मनुष्य यदि पीठ के बल लेटेगा तो उसका बायाँ शारीरिक भाग दक्षिणी ध्रुव माना जाएगा और दायाँ भाग उत्तरी ध्रुव माना जाएगा। वैसे पृथ्वी के उत्तरी भाग के ऊपर अमेरिका और दक्षिणी भाग के किसी स्थान पर अंटार्कटिका स्थित है।

चंद्रमा में सूर्य की तरह ही आकर्षण शक्ति है। चंद्रमा का सीधा संबंध हमारे मानस जगत् और तज्जनित मन की भावनाओं से है। पूर्णिमा के दिन समुद्र की लहरें सामान्य से बहुत ऊँची उठती हैं और पानी का बहाव भी अपेक्षाकृत तीव्र होता है। यह भी देखने में आया है कि जिन्हें पागलपन का दौरा पड़ता है, उनका दौरा पूर्णमासी की शाम को भयंकर रूप धारण करता है। कुछ अवस्थाओं में कई लोगों में दौरा इतना तीव्र और भयंकर रूप धारण कर लेता है कि वे उन्माद की चरम अवस्था में अपने को स्वयं या अन्य किसी पर तेज धारवाले शस्त्र से हमला करके गंभीर रूप से घायल कर बैठते हैं या आत्महत्या या हत्या ही कर बैठते हैं। ऐसी मान्यता भी है कि यदि कोई दंपती मासिक धर्म के बाद पूर्णिमा के दिन संभोग करे और उसे गर्भ ठहर जाए तो उसे पुत्रोत्पत्ति अवश्य होती है। चंद्रमा की चुंबकीय किरणों का प्रभाव दमा के रोगियों पर विशेष रूप से पड़ता है। दमा के रोगियों को पूर्णिमा की रात्रि में खीर (जिसमें विशेष रूप से तैयार की गई दमा की दवा मिश्रित की जाती है) बरतन में डालकर चंद्रमा की चुंबक संवलित किरणों के नीचे उद्घाटित (Expose) किया जाता है। इस खीर को अगली सुबह निहार मुँह दमा के रोगी को खिलाया जाता है।

स्वप्नाटन या निद्रा-भ्रमण एक अति भयानक मानसिक रोग है, जिसमें रोगी नींद में ही चलने लगता है। इसे 'Somnabulance' या आम भाषा में 'Sleep walk' कहा जाता है। यह रोग पूर्णिमा की रात्रि में विशेष रूप से उग्र रूप धारण कर लेता है। कई अवस्थाओं में तो रोगी हत्या तक कर देता है और सुबह पूछने पर वह कुछ भी नहीं बता पाता, जैसे कुछ हुआ ही न हो।

ग्रह-उपग्रह का चुंबकीय प्रभाव केवल मानव पर ही नहीं पड़ता, बल्कि सभी पेड़-पौधे, शाक-सब्जियाँ, फल, पशु-पक्षी आदि भी इससे प्रभावित होते हैं। सभी जानते हैं कि कमल का पुष्प सूर्योदय होने पर खिलता है और सूर्यास्त होने पर उसकी पंखुड़ियाँ स्वत: बंद हो जाती हैं। कुछ दुधारू पशु शुक्ल पक्ष में अधिक दूध देते हैं; किंतु जैसे-जैसे कृष्ण पक्ष की ओर चंद्रमा अग्रसर होता है वैसे-वैसे ही उनके दूध की मात्रा उत्तरोत्तर कम होती जाती है। इसी प्रकार वनस्पति जगत् के कई उत्पाद भी चंद्रमा की गति के अनुसार बढ़ते-घटते रहते हैं। ज्योतिष-शास्त्र पूर्णतया ग्रहों की गति पर ही आधारित है। जन्म-कुंडली में फलित बताने के लिए सूर्य और चंद्रमा के लग्नवाली दोनों ग्रह-दशा के आधार पर ही जातक के भविष्य के बारे में बताया जाता है।

मिस्र के पिरामिड और मृत शरीरों का संरक्षण भी चुंबकत्व के सिद्धांत पर आधारित है। इस विषय पर एक बड़ी ही रोचक, परंतु स्तंभित करनेवाली सच्ची घटना का वर्णन ब्रिटिश अजायबघर के अभिलेखों में मिलता है।

घटना का संक्षेप में ब्योरा इस प्रकार है—

'इस अजायबघर को कहीं से संदूक में रखा एक मिस्री शव हाथ लग गया। चूँकि यह अंग्रेजों के लिए नई वस्तु थी, अत: लोगों को देखने के लिए शव को रखा गया। एक दिन दोपहर के कुछ देर बाद भयानक धमाका हुआ, जिसने दर्शकों को हैरान और भयभीत कर दिया। सभी अपनी-अपनी सुरक्षा के लिए भागे। कारणों की खोज करने पर पता चला कि अनजाने में किसी ने संदूक की दिशा ही बदल दी थी, जिस कारण धमाका हुआ। शीशे के संदूक में रखा मृत शरीर यकायक कमर तक उठ गया और शीशा टूटकर बिखर गया। फिर संदूक को दोबारा उसकी पूर्ववत् स्थिति में रखा गया तो शव पुन: पहले की अवस्था में ही आ गया। ऐसा इसलिए हुआ, क्योंकि पृथ्वी की चुंबकीय स्थिति में परिवर्तन हो गया, जिस कारण शव आधा उठ गया और विस्फोट हुआ।'

प्राय: सभी देवी-देवता और सिद्ध विभूतियों के सिर के पीछे एक दिव्य आभा मंडल होता है, जिसे अंग्रेजी में 'Aura' कहते हैं। इस आभा चक्र से चुंबकीय किरणें निकलती हैं, जिनका सामनेवाले के व्यक्तित्व पर प्रभाव पड़ता है। ऐसा दिव्य पुरुषों में व्याप्त तेज के कारण होता है। श्रीराम, श्रीकृष्ण, बुद्ध, महावीर, नानक, ईसा सरीखे दिव्य लोगों में ऐसा आभा चक्र प्राय: तसवीरों में दिखाया जाता है। इस आभा चक्र से उठनेवाली चुंबकीय किरणें सामने वाले व्यक्ति को और उसके व्यक्तित्व को प्रभावित कर उसमें आश्चर्यजनक गुणों को बढ़ाती हैं। जब किसी को आशीर्वाद

देने के लिए महापुरुष अपना हाथ किसी के सिर पर रखते हैं तो चुंबकीय किरणें उसके शरीर में प्रवेश कर उसके मन और बुद्धि में शुभ परिवर्तन ला देती हैं।

वास्तविक प्रयोग के लिए चुंबक के विभिन्न प्रकार

विभिन्न प्रकार के रोगों के लिए एक ही प्रकार के चुंबक का प्रयोग नहीं किया जाता और न ही किया जा सकता है। अत: चुंबक के विभिन्न भेद हैं और प्रत्येक का कार्य एवं प्रभाव भी अलग है।

मुख्य तौर पर चुंबक चिकित्सा में नीचे लिखे चुंबकों का प्रयोग अलग-अलग रोगों में किया जाता है—

उपचार में प्रयुक्त चुंबक की शक्ति (Gauss)

जिस प्रकार बिजली शक्ति एंपियर/वाट्स में मापी जाती है, वैसे ही चुंबक की शक्ति गॉस (Gauss) में आँकी जाती है। कितनी-कितनी शक्ति का प्रयोग किस बीमारी में लाभदायक होगा, इसका निर्णय इस बात पर निर्भर करता है कि प्रभावित शरीर के किस भाग में रोग फैला है, उसकी जीर्णता (Chronicity), अवधि (Duration) एवं तीव्रता (Intensity) कितनी है और रोगी की आयु, लिंग व शरीर की क्या स्थिति है?

चुंबकों की शक्ति के आधार पर वर्गीकरण

चुंबक शक्ति के मापक को गॉस (Gauss) कहा जाता है। रोग और रोगी की अवस्था को देखने के बाद ही निर्णय किया जाता है कि किस शक्ति का चुंबक प्रभावी होगा।

उच्च शक्ति के चुंबक

2,000 गॉस या इससे ज्यादा शक्ति के चुंबक उच्च शक्ति के चुंबक माने जाते हैं। इनका प्रयोग वात रोग, पोलियो, अधरंग, कष्टकारक मासिक धर्म, एग्जीमा, विविध कारणों से उत्पन्न स्पॉण्डिलाइटिस आदि रोगों में किया जाता है।

मध्यम शक्ति के चुंबक

500 गॉस या इससे कम शक्ति के चुंबकों का प्रयोग प्राय: विविध बाल रोगों में किया जाता है। इन्हें मध्यम शक्ति के चुंबक कहा जाता है।

निम्न शक्ति के चुंबक

200 गॉस या इससे कम शक्ति के चुंबक का प्रयोग संवेदी (Sensitive) और कोमल (Tender/Delicate) अंगों के रोगों में किया जाता है; जैसे—आँख, नाक, गला, मुँह आदि के रोग।

चुंबक के प्रकार

चुंबक के प्राय: तीन प्रकार माने गए हैं, जैसे—

1. **प्राकृतिक चुंबक**—यह उन चट्टानों में हैं, जिन चट्टानों के पत्थरों में लौह शामिल हो। वैसे इन्हें 'लोडस्टोन' के नाम से पहचाना और पुकारा जाता है।
2. **विद्युत् चुंबक**—इसे बिजली के प्रयोग से ही काम में लाया जा सकता है। इसीलिए इसे 'इलेक्ट्रो मैग्नेट' की संज्ञा दी गई है।
3. **स्थायी चुंबक**—इसे अनेक धातुओं को मिलाकर बनाया जाता है और बिजली द्वारा संचालित संयंत्रों में प्रयुक्त किया जाता है। इसका इस्तेमाल काफी लंबे समय तक कर सकते हैं। यदि लंबी अवधि के प्रयोग के कारण इसकी शक्ति या कार्यक्षमता में कमी आ जाए तो इसे पुन: बिजली के द्वारा ही चार्ज या शक्तीकृत किया जा सकता है।

जैसा कि पहले भी लिखा गया है, प्रत्येक चुंबक—चाहे वह बड़ा हो या छोटा या किसी भी प्रकार का हो—उसके उत्तरी और दक्षिणी ध्रुव होते हैं, भले ही वह प्राकृतिक विद्युत् या मिश्रित चुंबक ही हो। सभी से जो ऊर्जा निकलती है, वह दोनों ध्रुवों में इलेक्ट्रॉन ही है, यद्यपि दोनों ध्रुवों में विषम या अलग-अलग गुण-धर्म होते हैं। प्रकार भेद और उपयोग भेद से सभी चुंबक और उनका इस्तेमाल अलग-अलग रोगों में किया जाता है। इस प्रकार दोनों ध्रुवों से नि:सृत ऊर्जा के गुण भी अलग-अलग होते हैं। यदि यह पता लगाना हो कि चुंबक का उत्तरी या दक्षिणी ध्रुव कौन सा है तो इसे निश्चित करने के लिए चुंबक को एक धागे से बाँध दें। चुंबक का जो सिरा उत्तर की ओर हो, वह उत्तरी और जो दक्षिण की ओर हो वह दक्षिणी ध्रुव होगा। नीचे चुंबक के कुछ प्रमुख प्रकारों के चित्र दिए जा रहे हैं।

जैसे—नए-नए रोग सामने आ रहे हैं, उनके उपचार के लिए नए-नए संयंत्र द्वारा मानव को ऐसे रोगों से छुटकारा दिलाने के लिए शोध-प्रक्रिया निरंतर चलती रहेगी। विभिन्न प्रकार के चुंबकों के जो चित्र दिए जा रहे हैं, उनसे दुविधा दूर हो जाएगी।

साधारण चुंबक

पत्थर के चुंबक(पट्टों के लिए)

आँखों पर लगाने के लिए छोटे चुंबक

मध्यम आकार के चुंबक हाथ व गरदन पर लगाने के लिए

बड़े चुंबक गरदन व हाथ पर लगाने के लिए

चुंबक कुरसी

बड़े आकार के चुंबक पाँव व कमर पर लगाने के लिए

विद्युत् चुंबक

जिंक प्लेट

जिंक प्लेट की प्रयोग विधि

जैसा कि अन्य चिकित्सा प्रणालियों में देखा गया है कि कुछ उपायों का सीमा से अधिक या फिर निर्धारित समय से अधिक समय तक प्रयोग करने से शरीर पर प्रतिक्रिया/कुप्रभाव संभव है। इसे दूर करने के लिए चुंबक चिकित्सा में जिंक प्लेट का प्रयोग किया जाता है। प्रयोग का तरीका चित्र में दरशाया गया है।

पक्षाघात और पुराने सुन्नपन के रोगों के लिए चुंबक

इनका प्रयोग केवल वयस्कों के लिए किया जाता है, शिशु और बच्चों के लिए कदापि नहीं। इन्हें 'प्रेसिडेंट' चुंबक भी कहते हैं।

दर्द-युक्त मासिक धर्म के लिए चुंबक

इस अवस्था में शक्तिशाली चुंबकों का प्रयोग होता है।

कष्टार्तव में शक्तिशाली चुंबक का प्रयोग करने की विधि।

गले की सूजन, टॉन्सिल का प्रदाह, गरदन में दर्द के लिए प्रयुक्त चुंबक।

गले में टॉन्सिल बढ़ जाने पर भी उपयुक्त।

कंधों के दर्द के लिए शक्तिशाली चुंबक

विभिन्न प्रकार के दर्द के लिए प्रयुक्त उच्च शक्ति के चुंबक

इन उच्च शक्ति के चुंबकों का प्रयोग प्राय: अस्थिशोथ और पीड़ा, कमर दर्द,

गरदन एवं गरदन की कशेरुकाओं में दर्द, आघात, वात रोग, गृध्रसी, वात, पोलियो, सुन्नपन, ऐंठन, मोच आदि में होता है।

कंधे, कमर, पीठ, गरदन, घुटनों आदि में सूजन और दर्द-निवारण के लिए चुंबक

उक्त रोगों में 'प्रीमियर मैग्नेट' का प्रयोग ही किया जाता है।

नाभि के नीचेवाले अंगों में होनेवाले विभिन्न रोगों के लिए चुंबक एक ही ओर के हाथ और पाँव के दर्द के लिए

गले के विभिन्न रोगों के उपचार के लिए 'गले की पेटी' (Throat belt)

इसे गरदन के चारों ओर बाँधा जाता है और इसका प्रयोग गले के दर्द, सूजन, सुरसुराहट, खारिश, खाँसी और थायरॉइड ग्रंथि की सूजन में प्रयोग किया जाता है।

ब्लड प्रेशर बेल्ट और बाजूबंद

यह पट्टी कलाई पर बाँधी जाती है, जिससे उच्च और निम्न रक्तचाप नियंत्रित होकर सामान्य हो जाता है। इससे दोनों अवस्थाओं में उपचार किया जा सकता है।

बाजूबंद

बेल्ट

बारह वर्ष की उम्र तक के बच्चों के लिए प्रयोग में आनेवाले मध्यम शक्ति के चुंबक

बच्चों में होनेवाले रोग, जैसे—फोड़े-फुंसी, अकौता (उकवत)। चोट, अंगों का कड़ापन, सूजन, पोलियो, दाँत दर्द, हड्डियों के रोग, वात रोग आदि में इनका प्रयोग प्राय: किया जाता है।

पेड़ू-पट्टी (Belly-belt)

इस बेल्ट का प्रयोग पेट के सामनेवाले भाग पर किया जाता है। हर्निया, बड़ी आँत में दर्द, सूजन, गुरदे का दर्द, आँतों के विविध रोग। नवयौवन और सुंदरता बनाए रखने, चेहरे की कांति बनाए रखने के लिए भी उपयुक्त।

लंबर स्पॉण्डिलाइटिस बेल्ट

इस उपकरण को इस तरीके से बनाया गया है, ताकि कमर, पीठ और पेट के भाग अच्छी तरह कस और ढँक जाएँ। यह बहुआयामी पेटी है, जिसे कमर, पीठ और पेट के चारों ओर आसानी से बाँधा जा सकता है। रीढ़ की हड्डी के निचले भाग में दर्द, हड्डी खिसकना (Slipdisc), पेड़ू व पेट का मांस नीचे लटकना तथा ढीला-ढाला होना, ऑपरेशन या शिशु के जन्म के बाद पेट का मांस बढ़ना या नीचे लटक जाना। इस पेटी का प्रयोग पेट को सहारा देने, उदरीय अवयवों पर नियंत्रण रखने और उन्हें लटकने से रोकने के लिए भी किया जाता है।

सर्वाइकल स्पॉण्डिलाइटिस बेल्ट

गरदन के पिछले भाग की हड्डियों में वेदना, सूजन और टेढ़ापन या घिसना या अपने स्थान से हिल जाना आदि स्थितियों में आराम पाने के लिए इस पेटी का प्रयोग किया जाता है। यह इस ढंग से बनाई गई है, ताकि गरदन का पिछला भाग, कंधों का भाग—ऊपर, पीछे और नीचे का—पूरी तक ढँक जाए और अस्थियाँ कसी रहकर आपस में एक-दूसरे से टकराएँ नहीं।

सर्वाइकल कॉलर

यह गरदन को सीधा रखने तथा दर्द दूर करने में मदद करता है। साथ ही इस रोग के अन्य लक्षणों में भी कमी लाकर आराम पहुँचाता है। यह गरदन के ऊपरी हिस्से की गति को भी सुचारु रूप से नियमित करके उसे स्थिर रखने में मदद करता है।

माइग्रेन बेल्ट

यह आधासीसी या सिर के एक ओर के दर्द के लिए प्रयोग किया जाता है।

टॉन्सिल बेल्ट

जब टॉन्सिल फूलकर गला अवरुद्ध करने लगे और वेदना होने लगे तो पट्टी को गले में बाँधा जाता है।

नाक की सूजन और अवरोध के लिए सिरेमिक चुंबक

पेट दर्द के लिए शक्तिशाली चुंबक

घुटने के दर्द के लिए चुंबक

गरदन और पीठ दर्द के लिए चुंबक

यदि गरदन में दर्द हो तो बाईं हथेली के नीचे चुंबक का दक्षिणी ध्रुव और गरदन के ठीक बीचोबीच उत्तरी ध्रुव का स्पर्श कराना चाहिए।

चुंबकीय माला

इस प्रकार की मालाएँ चाँदी या अन्य मूल्यवान् धातुओं में भी उपलब्ध हैं या साधारण मालाओं के रूप में भी मिलती हैं। इनका प्रयोग दमा, खाँसी, वक्ष और फेफड़ों में सूजन व दर्द आदि अवस्थाओं में किया जाता है।

अनिद्रा रोग दूर करने के लिए चुंबक

इस रोग में सिरेमिक चुंबक का दक्षिणी ध्रुव प्रयोग में लाया जाता है, कारण भले ही मानसिक हो या शारीरिक।

बाल–वृद्धों के कोमल शारीरिक अंगों (गला, नाक, कान, आँख आदि) से संबंधित अनेक रोगों के लिए सिरेमिक चुंबक।

आँखों पर सिरेमिक चुंबकों को प्रयोग करने की विधि।

चुंबकीय चश्मा

इसका प्रयोग रतौंधी (Night blindness) नामक रोग में किया जाता है।

चुंबकीय चश्मा

□

8
शरीर के विभिन्न अंगों पर चुंबक की सामान्य प्रयोग-विधि

इस अध्याय में चुंबक से संबंधित कुछ उपयोगी सुझाव दिए जा रहे हैं, ताकि चुंबक का प्रयोग शरीर के विभिन्न अंगों पर आसानी से किया जा सके। कारण यह है कि सभी अंगों पर चुंबक-प्रयोग की विधि भिन्न है। दिए गए दिशा-निर्देशों से पाठकों का ज्ञान भी बढ़ेगा और चुंबक के प्रयोग में दुविधा और असमंजस की स्थिति भी दूर होगी।

छाती संबंधी रोग

यदि सीने में चोट लग जाए तो एक बड़े आकार के चुंबक का उत्तरी ध्रुव ठीक सीध में पीछे मेरुदंड पर पंद्रह-बीस मिनट तक लगाएँ और सीने में दर्द की हालत में दिन में दो बार चुंबकीय तेल से आधे-आधे घंटे तक मालिश करें।

गला

दर्द हो, सूजन हो या टॉन्सिल फूल गए हों तो दो मध्यम आकार के गोल चुंबकों का उत्तरी ध्रुव और दो मध्यम आकार के गोल चुंबकों का दक्षिणी ध्रुव किसी पट्टी में कसकर बाँध लें और इस पट्टी को पंद्रह मिनट तक गले पर बाँधें। इलाज को और अधिक प्रभावी करना हो तो मध्यम आकार का एक गोल चुंबक दाएँ हाथ पर बाँधें।

कमर के रोग

कमर के जिस भाग में वेदना हो, वहाँ बीस-पच्चीस मिनट तक चुंबकीय तेल से भली प्रकार मालिश करें और एक बड़े आकार का चुंबक कमर दर्दवाली जगह पर लगाएँ। इसके अलावा दो बड़े आकार के चुंबक एड़ियों के नीचे रखें।

घुटने और पैरों के रोग

घुटने के दर्द में दोनों घुटनों पर एक-एक बड़े आकार का चुंबक पंद्रह-बीस मिनट लगाएँ। यदि दर्द जाँघ या पिंडली में है और साथ में निश्चेतना (सुन्नपन) भी हो तो एड़ियों के नीचे एक-एक बड़ा चुंबक रखें। वैसे घुटने की पट्टी (Knee belt) या घुटने की टोपी (Knee cap) का भी प्रयोग किया जा सकता है।

नींद न आना

दोनों कनपटियों पर चुंबक बाँधें—एक पर उत्तरी और दूसरी कनपटी पर दक्षिणी चुंबक। वैसे, सुविधा के लिए हेड-बेल्ट भी लगाई जा सकती है।

दुरूह और असाध्य रोग

वृद्धावस्था की कमजोरी, रीढ़ की वक्रता, पोलियो, मिरगी, कुष्ठ, कैंसर आदि रोगों में चुंबक का प्रयोग किसी विशेषज्ञ के परामर्श से करें, अन्यथा हानि होने की संभावना है। बाजार में उपलब्ध चुंबकीय उपकरण विशेष रोगों को ध्यान में रखकर ही बनाए जाते हैं, अतः उनका उपयोग भी उन्हीं दशाओं और रोगों में करें, जिसके लिए वे विशेष रूप से बनाए गए हैं। असाध्य रोग प्रायः पुराने रोग होते हैं, जिनमें बड़े आकार के शक्तिशाली चुंबक ही प्रयोग में लाए जाते हैं। लेकिन चुंबक लगाने से पहले यदि प्रभावित अंग पर चुंबकीय तेल से मालिश की जाए तो उपचार में सहायता मिलती है और रोगावधि भी घट जाती है। प्रभावित स्थान पर पहले मालिश करें और फिर बाद में दस-बीस मिनट तक शक्तिशाली चुंबक लगाएँ। खाली पेट शक्तिशाली चुंबकों का प्रयोग न करें। जटिल और पुराने रोगों के ठीक होने में अधिक समय लगता है, इसलिए धैर्य का दामन न छोड़ें।

पेट के रोग

अधिक खाने और कब्ज होने से आँतों में मल जमा होकर सड़ता रहता है, जिससे पाचन क्रिया बिगड़ जाती है और विषाक्त तत्त्व शरीर में जमा होने लगते

हैं। लेकिन सीमित और निर्धारित समय तक चुंबक का प्रयोग, चुंबकीय तेल की मालिश और चुंबकीय जल का सेवन करने से प्रायः सभी रोगों में सदा के लिए आराम मिल जाता है। भले ही पेट का कोई भी रोग हो, सबसे पहले लगभग तीस मिनट तक रीढ़ की हड्डी की चुंबकीय तेल से मालिश करें। इसके बाद ताजा ठंडे पानी से पेड़ू को धोएँ। इतना करने के बाद रीढ़ की हड्डी के ठीक बीच में एक बड़ा चुंबक लगाएँ (पंद्रह-बीस मिनट)। दोनों पाँवों के पंजे के नीचेवाले भाग पर चुंबक लगाएँ। दिन में पीने को तीन-चार बार चुंबकीय जल दें, ताकि शरीर से मल और विषाक्त तत्त्व बाहर निकल जाएँ।

हाथों के रोग

हाथ हमारे कर्म का साधन हैं और पाँव गति के। जब शरीर में हानिकर विजातीय पदार्थ अधिक मात्रा में जमा हो जाते हैं तो हाथ-पाँव पर उनका कुप्रभाव पड़ता है; जैसे—हाथ टेढ़ा हो जाता है, सूखने लगता है और सुन्न होने लगता है। यह विकार दोनों या किसी एक हाथ में हो सकता है। ऐसी हालत में रोजाना लगभग आधे घंटे तक प्रभावित हाथ/हाथों पर चुंबकीय तेल से मालिश करें। इसके बाद लगभग पंद्रह मिनट तक पेड़ू को ठंडे पानी से धोएँ। बाद में दोनों हथेलियों के नीचे उत्तरी और दक्षिणी ध्रुववाले चुंबक रखें। एक चुंबक साथ ही गरदन के पीछेवाले भाग पर रखें। यह क्रिया पंद्रह-बीस मिनट की होनी चाहिए।

रीढ़ की हड्डी और संबंधित रोग

रीढ़ हमारे शरीर के अस्थि-पंजर का आधार है, जिससे गरदन, मस्तिष्क, फेफड़े और कतिपय पाचन तंत्र के हिस्से जुड़े हैं। रीढ़ की कशेरुकाएँ हिलने, मुड़ने और झुकने में सहायक होती हैं। इस हड्डी से कई रक्तवाहिनी नाड़ियों और संवेदी धमनियों का सीधा संबंध है। रीढ़ की हड्डी में विकार हो जाने से कई भयानक रोग उत्पन्न हो जाते हैं, जिनमें से कुछ तो जीवन भर रोगी का पीछा नहीं छोड़ते और अंततः असाध्य हो जाते हैं।

सर्वप्रथम चुंबकीय तेल की मालिश तीस मिनट तक करें। उसके बाद पेड़ू को पंद्रह-बीस मिनट तक ठंडा करें। इतना कर लेने के बाद चुंबक का इस्तेमाल किया जाना चाहिए। एक शक्तिशाली चुंबक रीढ़ की हड्डी और कमर के बीचवाले स्थान पर रखें और दो शक्तिशाली चुंबक पंद्रह मिनट की अवधि के लिए रखें। यदि रोग निचले भाग में है तो चुंबक पैरों के पंजों पर लगाएँ, यदि रोग ऊपर के भाग में है तो हाथों के नीचे रखें।

विद्युत् चुंबक का प्रयोग

आजकल का रोगी जल्दबाज है। वह तुरंत आराम पाना चाहता है। साधारण रूप से प्रयोग किया गया चुंबक शीघ्र फल नहीं देता। अतः इस कमी पर काबू पाने के लिए विद्युत् चुंबक का प्रयोग किया जाता है, ताकि उपचार में समय भी कम लगे और नैरोग्य भी जल्दी मिल जाए। किसी विशेषज्ञ से परामर्श करके और मार्गदर्शन लेकर ही इस विधा का उपयोग किया जाए तो बेहतर होगा।

□

9
चुंबकीय जल और तेल तैयार करने की विधि

पिछले अध्याय में चुंबक चिकित्सा में प्रयोग किए जानेवाले चुंबकीय उपकरणों का ब्योरा दिया गया है। ये सभी उपकरण अनेक रोगों में प्रयुक्त किए जाते हैं; परंतु इनका प्रयोग बाहरी रूप से ही किया जाता है, यद्यपि कई सावधानियाँ और बचाव के उपाय करने आवश्यक हैं, जिनका उल्लेख बाद में किया जाएगा। इसी प्रकार मालिश और बाह्य प्रयोग के लिए चुंबकीय तेल भी तैयार किया जाता है, जिसे अनेक रोगों में प्रयोग किया जाता है। इसके अलावा चुंबकीय जल भी तैयार किया जाता है, जिसका सेवन करके कई रोगों से छुटकारा पाया जा सकता है। तेल और जल तैयार करने की प्रक्रिया इस अध्याय में बताई जा रही है, जिससे इन्हें पहले से तैयार करके रखा जा सके और उचित समय पर रोग की अवस्था में प्रयोग भी किया जा सके। पाठकों को जल या तेल तैयार करने की विधि, उनका किन-किन रोगों में प्रयोग हो सकता है या होता है और किन सावधानियों पर ध्यान देना आवश्यक है, इन तथ्यों को भली प्रकार समझना और आत्मसात् कर लेना आवश्यक है।

चुंबकीय तेल

स्वास्थ्य-लाभ के लिए चुंबकीय तेल तैयार करने की विधि

कई प्रकार के तेलों का प्रयोग खाने और कुछ का मालिश के लिए अनादि काल से किया जा रहा है। परंतु चुंबक चिकित्सा में चुंबकीय तेल का प्रयोग केवल बाहरी तौर पर किया जाता है। आयुर्वेद, यूनानी, एलोपैथिक चिकित्सा-पद्धतियों में

भी तेल का प्रयोग प्राय: बाह्य अंगों पर लगाने और मालिश के लिए किया जाता है। जब तेल से भरी बोतल का चुंबकत्व किया जाता है तो उसमें उसके औषधीय गुण समाविष्ट हो जाते हैं। इस प्रकार से तैयार तेल का भीतरी प्रयोग किसी भी अवस्था में नहीं किया जाता और न ही कभी किया जाना चाहिए।

शरीर को स्वस्थ रखने, सौंदर्य को बरकरार रखने, सूजन, दर्द, लालिमा, जोड़ों और अन्य अंगों में पीड़ा को शांत करने, साँस संबंधी रोगों से छुटकारा पाने के लिए चुंबकीय तेल का उपयोग किया जाता है। इस प्रक्रिया में तेल से भरी शीशी को उत्तरी और दक्षिणी ध्रुवोंवाले चुंबक के टुकड़ों को सूर्य की किरणों के सामने उद्‍घाटित (expose) किया जाता है, ताकि चुंबक के आरोग्यकारक प्रभाव तेल पर पड़ें।

उत्तर ध्रुवी तेल तैयार करने की प्रक्रिया

एक सफेद बोतल को भली प्रकार गरम पानी से धोकर सुखा लें। फिर उसके भीतर नारियल या तिल का तेल डालकर शक्तिशाली चुंबक के उत्तरी ध्रुव पर रखें। चाहें तो चुंबक के टुकड़े के नीचे लकड़ी का पटरा रख सकते हैं। तेल से भरी बोतल के मुँह को कॉर्क या ढक्कन से ठीक तरह कसकर बंद कर दें। इस बोतल को पंद्रह दिनों तक सूर्य-किरणों के सामने पड़ा रहने दें। बोतल को दिन में एक-दो बार हिलाते रहें, ताकि चुंबक का औषधीय प्रभाव तेल पर पड़ सके। दुविधा से बचने के लिए बोतल पर 'उत्तरी ध्रुव' लिख दें, क्योंकि इसका प्रभाव 'दक्षिणी ध्रुव' वाले तेल से भिन्न है। इस तेल का प्रयोग कई संक्रामक रोगों (Infetious diseases) और सूर्य-स्नान करते समय मालिश के लिए प्रयोग किया जाता है। विशेष और अधिक जानकारी के लिए किसी चुंबक चिकित्सक से परामर्श करें।

दक्षिण ध्रुवी तेल तैयार करने की प्रक्रिया

ऊपर लिखे गए तथ्य यहाँ भी पूरी तरह लागू होते हैं। बोतल पर 'दक्षिणी ध्रुव' का लेबल लगा है। दक्षिण ध्रुवी तेल का प्रयोग प्राय: गृध्रसी वात (Sciatica), कमर दर्द, सर्वाइकल स्पॉण्डिलाइसिस, जोड़ों के दर्द एवं अन्य प्रकार के संक्रामक रोगों को दूर करने में किया जा सकता है। यदि गंभीर संक्रमण की स्थिति हो तो इस तेल का प्रयोग कदापि न करें और साधारण संक्रमण की स्थिति में भी योग्य चुंबक चिकित्सक से परामर्श कर लें तो बेहतर होगा।

उत्तरी और दक्षिणी ध्रुवों के तेल तैयार करने के अतिरिक्त लाल और नीले रंग के तेल भी तैयार किए जाते हैं, जिसका वृत्तांत आगे दिया जा रहा है।

लाल चुंबकीय तेल तैयार करने की विधि

लाल या गहरे नारंगी रंग की एक बोतल लेकर उसे भली प्रकार गरम पानी से धो लें और पूरी तरह सुखा लें। सूखने पर उसे नारियल या तिल के तेल से भर दें और उस पर 'लाल तेल' का लेबल लगा दें। अन्य दिशा-निर्देश वही हैं, जो पहले लिखे जा चुके हैं। केवल एक अपवाद है कि इस तेल को तीन सप्ताह तक सूर्य-किरणों के सामने रखें।

इस तेल में गरमी का गुण है, इसलिए इसे दर्द-निवारण के लिए प्रयोग में लाया जाता है। वैसे इसका प्रयोग सायटिका, सर्वाइकल स्पॉण्डिलाइटिस, ऑर्थराइटिस, सूजन, दर्द और जोड़ों की जकड़न दूर करने के लिए प्रयुक्त किया जाता है। प्रभावित अंग की मालिश के लिए सूर्य-स्नान करते हुए यह तेल मलकर सूर्य-किरणों के सामने उद्घाटित किया जा सकता है।

अधिक लाभ के लिए यह तेल सूर्य-किरणों के सामने चार-छह महीने के लिए रखा जा सकता है, जिस कारण इसकी शक्ति और प्रभाव में कहीं अधिक वृद्धि हो जाती है। इस तेल को यदि चार-छह महीने तक सूर्य-किरणों के सामने रखा जाए तो दुबारा तैयार करने में उतना ही समय फिर लगेगा। ऐसी हालत में यदि इस प्रकार के तेल का लंबे समय तक प्रयोग किया जाना हो तो पहली बार में इतनी मात्रा अवश्य बना लें कि वह तब तक के लिए पर्याप्त हो, जब तक कि तेल दूसरी बार तैयार हो।

नीला चुंबकीय तेल तैयार करने की प्रक्रिया

लाल तेल में जो तथ्य दिए गए हैं, वे सभी यहाँ पर भी पूरी तरह लागू होते हैं। इस संदर्भ में केवल उन्हीं बातों की चर्चा की जाएगी, जो भिन्न हैं।

नीले चुंबकीय तेल की तासीर ठंडी है, जबकि लाल तेल की गरम। अतः इन दोनों तेलों का प्रयोग एक साथ कभी न करें, अन्यथा हानि होना निश्चित है। नीला तेल खून के दबाव को कम करता है, जिस कारण खून की नाड़ियाँ सिकुड़ती हैं और उनका फैलाव कम होता है (Atrophy & Decongestion of blood vessels)। इस तेल का प्रयोग सिर दर्द, रक्त की नाड़ियों में उत्तेजना को शांत करने, रक्तचाप कम करने, मानसिक उद्वेग के शमन और शांति के लिए, फड़फड़ानेवाली सिर पीड़ा, तेज बुखार और शरीर की गरमी एवं तापमान कम करने, जहाँ कोई अंग साधारण रूप से सूजन के साथ-साथ लाल हो, गरम हो और साथ ही दर्द हो जैसी अवस्थाओं में किया जा सकता है।

नोट : लाल और नीले तेल की प्रकृति एकदम विपरीत होने के कारण दोनों तेल की बोतलों को एकदम पास-पास कभी न रखें, बल्कि दोनों को फासले पर ही रखें, ताकि एक के गुण दूसरे में न समा सकें। फासला इतना अवश्य हो, ताकि एक का प्रतिबिंब दूसरी पर कदापि न पड़े।

चुंबकीय जल

जिस प्रकार चुंबकीय तेलों का प्रयोग बाहरी रूप से किया जाता है, वैसे ही चुंबकीय जल का प्रयोग पीने के लिए किया जाता है। इसे तैयार करने के लिए उच्च शक्ति के उत्तरी और दक्षिणी ध्रुववाले चुंबकों का प्रयोग किया जाता है।

चुंबकीय जल तैयार करने की विधि

दो सफेद बोतल लें और उन्हें साफ व गरम पानी से धोकर पूरी तरह सुखाकर उनमें परिश्रुत (Purified) जल डालकर भर लें। इसके बाद बोतलों के मुँह ढक्कन या कॉर्क से बंद कर दें और एक-एक ध्रुव पर एक-एक बोतल रखकर सूर्य-किरणों के सामने रखें। ध्यान रहे, दोनों बोतलों में फासला इतना जरूर हो कि एक का प्रतिबिंब दूसरी पर कदापि न पड़े। यह जल बारह घंटे तक सूर्य-किरणों के सामने अवश्य रहना चाहिए। इस अवधि के बाद इसे रोग-निवारण के लिए प्रयोग में लाया जा सकता है। वैसे तो दोनों ध्रुवों का जल अलग-अलग ही प्रयुक्त होता है, लेकिन कई बार किसी-किसी रोगी में दोनों मिश्रित लक्षण पाए जाने के कारण दोनों प्रकार के जल मिश्रित करने पड़ सकते हैं। ध्यान रहे, यदि एक बार में ही दोनों जलों को मिला दिया जाएगा तो उसे फिर अलग नहीं किया जा सकता। ऐसी अवस्था में दोनों जल की केवल उतनी मात्रा मिलाएँ जितने की वास्तव में आवश्यकता हो, अन्यथा मिश्रित जल व्यर्थ ही जाएगा। अतः दोनों जल की जितनी मात्रा अपेक्षित हो, उससे अधिक मिश्रण यानी एक-दो खुराक से अधिक एक बार में तैयार न करें; क्योंकि मिश्रित जल तो आवश्यकता पड़ने पर कभी भी तैयार किया जा सकता है।

चुंबकीय जल का औषधि रूप में प्रयोग

गलत खान-पान से हमारे शरीर में विजातीय द्रव्य (Harmful poisonous and Toxic foreigni elements) हमारे शरीर में जमा होते रहते हैं, जिसके कारण अनेक रोग उपजते हैं और हमारा स्वास्थ्य खराब करते हैं। इस स्थिति की तुलना एक दृष्टांत द्वारा की जा सकती है। आपने प्रायः देखा होगा कि गंदगी और गंदे

पानी की निकासी के लिए बनी नाली यदि रोजाना नियमित रूप से साफ न की जाए तो उसमें गंदा पानी एवं कूड़ा-करकट जमा होता जाएगा और अंततः नाली से गंदगी बाहर निकल हमारे अपने घर, पड़ोस और सड़क या गली में फैल जाएगी, जो स्वास्थ्य के लिए प्रतिकूल होगी। ठीक इसी प्रकार यदि शरीर में भी विजातीय अर्थात् स्वास्थ्य को नष्ट करनेवाले विषाक्त तत्त्व जमा होते रहें तो शरीर रोगों की स्थली बन जाता है। हमने पहले ही लिखा है कि कारण का निवारण ही रोग का यथार्थ उपचार है। इसलिए कारण का उन्मूलन करके रोग को दूर करें, न कि लक्षणों का उपचार करके रोग पुनः आने का निमंत्रण दें।

चुंबकीय जल का सेवन करने से वर्तमान रोग दूर होता है और साथ-ही-साथ शरीर से विजातीय द्रव्यों के निकल जाने से रोग के पुनः आक्रमण करने की संभावना भी समाप्त हो जाती है। इसलिए चुंबकीय जल वर्तमान रोग को केवल दूर ही नहीं करता, भविष्य में होनेवाले रोगों से भी हमारी रक्षा करता है। अतः इसके दो गुण हैं—रोगोपचार और रोग-निवारण (Cure & Prevention of Diseases) अतः इस जल का प्रयोग रोग मिटाने और स्वास्थ्य बनाए रखने के लिए किया जाता है।

मात्रा

आमतौर पर दस चम्मच (50 मि.ली.) की मात्रा एक वयस्क रोगी के लिए पर्याप्त मानी गई है और चौबीस घंटे में तीन खुराक काफी है। बच्चों के लिए चाय के चम्मच लगभग 25 मि.ली. दिन में तीन बार दें। नन्हे शिशुओं की मात्रा का निर्धारण किसी योग्य चुंबक चिकित्सक से ही करवाना उचित होगा। वैसे बारह वर्ष से ऊपर की आयुवाले बच्चों को प्रायः एक वयस्क की खुराक ही दी जानी चाहिए। खुराक की पुनरावृत्ति की अवधि के लिए रोगी की स्थिति और रोग की गंभीरता पर ही आधारित होना श्रेयस्कर होता है।

सूर्य-स्नान (Sun-bath)

नहाया पानी से जाता है, परंतु नहाने के लिए पानी शुद्ध और स्वच्छ होना चाहिए। पानी में स्वाभाविक रूप से कई रासायनिक व खनिज पदार्थ विद्यमान होते हैं, जिनसे शरीर पुष्ट, स्वच्छ और स्वस्थ होता है।

आजकल वातानुकूलन के प्रभाव से हम प्रकृति की देन अलग-अलग मौसमों के तापमान का आनंद नहीं उठाना चाहते, जिससे हमारे शरीर की सहन-शक्ति

का दिन-प्रतिदिन ह्रास होता जा रहा है; परिणामतः हमें कोई-न-कोई रोग सदा घेरे रहता है।

सूर्य-स्नान साधारण स्नान का ही एक उपरूप है, परंतु इसमें जल का प्रयोग नहीं किया जाता। हाँ, सूर्य-स्नान के बाद गरम जल से नहाना आवश्यक होता है।

हमारे पूर्वज सर्दी के दिनों में सरसों के तेल की मालिश धूप में करते या किसी से करवाते थे। उसके बाद एक या आधा घंटा धूप सेंकने के बाद सूर्यतापी जल या आग पर गरम किए जल से नहाते थे। धूप में मालिश करने और नहाने से विटामिन 'डी' हमारे पूरे शरीर को भरपूर मात्रा में मिल जाता है। आजकल तो हम प्राकृतिक विटामिन लेने की बजाय रासायनिक विटामिन लेने के अभ्यस्त हो गए हैं। एक प्रख्यात हृदय रोग विशेषज्ञ ने बताया था कि सर्दी में यदि बीस-पच्चीस मिनट तक धूप में बैठा जाए या दोनों हाथ-पाँवों को सूर्य की किरणों के सामने रखा जाए तो उतना अपेक्षित विटामिन 'डी' हमें मिल जाता है जितना कि हमारे शरीर को चौबीस घंटे के लिए दरकार है। दुर्भाग्य से जो वस्तु हमें पैसा खर्च किए बिना मिल जाती है, हम उसकी उपयोगिता और मूल्य नहीं पहचानते।

सूर्य-स्नान के लिए आवश्यक दिशा-निर्देश

गरमी के दिनों में जैसे-जैसे समय बीतता जाता है, सूर्य की किरणें उत्तरोत्तर उष्ण होती जाती हैं। अतः सूर्योदय से लगभग आधा-एक घंटा बाद तक सूर्य-स्नान करें, कारण कि इस समय सूर्य का ताप कम होता है। सर्दी में सुबह छह से आठ बजे के अंदर स्नान करें, क्योंकि इस दौरान सूर्य की किरणों का ताप मध्यम होता है। यदि शरीर के अंग विशेष में दर्द हो तो निर्देशों के अनुसार उचित चुंबकीय तेल का प्रयोग करें। प्रभावित अंग पर सूर्य की किरणें पड़ने दें। एक-दो घंटे के बाद गरम या सूर्यतापी जल से स्नान करें। यदि ठंड लगे तो पुनः धूप में बैठ जाएँ। अपने शरीर की सामर्थ्य और गरमी सहन करने की शक्ति को ध्यान में रखकर ही धूप में रहें, वरना हानि होने की प्रबल संभावना है।

यदि धूप खिली है, परंतु तेज बर्फीली और ठंडी हवा चल रही है तो शरीर के चारों ओर गरम शॉल या कंबल लपेट लें। इस प्रकार आपके शरीर को धूप का लाभ तो मिलेगा, साथ ही ठंडी हवा से भी बचाव होगा।

चुंबकीय तेल की मालिश प्रभावित अंग पर दस-बीस मिनट तक धीरे-धीरे हलके हाथों से करें, परंतु जोर न लगाएँ; क्योंकि आप शरीर पर मालिश कर रहे हैं, कोई कुश्ती नहीं लड़ रहे। तेल मलने के बाद केवल उतने समय तक ही धूप में

बैठें, जितना सहन कर सकें। हम फिर दोहराना चाहेंगे कि अपने शरीर की क्षमता को ध्यान में रखकर मालिश और धूप-सेवन की अवधि निश्चित करें, क्योंकि जितना आप स्वयं अपने शरीर और उसकी अवस्था को जानते-पहचानते हैं, उतना अन्य कोई नहीं जानता। अत: सविवेक काम लें, जल्दबाजी कभी न करें।

□

10

चुंबक चिकित्सा और अन्य चिकित्सा-पद्धतियों की तुलना

केवल एलोपैथी को ही प्रधान चिकित्सा प्रणाली तथा अन्य सभी पद्धतियों को सहायक या वैकल्पिक चिकित्सा का नामकरण और वर्गीकरण करके प्रचारित किया गया है। वास्तव में, सत्य यह है कि आयुर्वेद, यूनानी, होम्योपैथी अपने आप में संपूर्ण चिकित्सा प्रणालियाँ हैं। इनमें आयुर्वेद सबसे पुरानी और यूनानी उससे कुछ कम वर्ष बाद ही अपना स्थान बना पाई। एलोपैथी और होम्योपैथी तो पिछली दो-तीन शताब्दियों में प्रकाश में आईं। लेकिन एलोपैथी का वर्चस्व, लोकप्रियता, उपादेयता और प्रयोग का कारण है इसमें निरंतर खोज होते रहना, जो कि एक अनवरत प्रक्रिया है और इसपर जितना धन खर्च हुआ है और हो रहा है, उसका दसवाँ भाग भी अन्य लगभग 150 वैकल्पिक चिकित्सा पद्धतियों पर नहीं हुआ। यदि वैकल्पिक चिकित्सा प्रणालियों पर भी समान रूप से पैसा खर्च किया जाता और खोज का काम किया जाता तो वे भी अब तक पूर्ण रूप से विकसित होकर लोकप्रिय हो गई होतीं। यह शुभ लक्षण है कि सरकार और कुछ स्वयंसेवी संस्थाएँ इस अवहेलना को पहचानकर खोज में सहायक हो रही हैं और इनके प्रयासों के शुभ संकेत दृष्टिगत होने लगे हैं। सामान्य जनमानस अब एलोपैथिक उपचार से होनेवाली प्रतिक्रियाओं से परेशान और त्रस्त होकर अन्य चिकित्सा प्रणालियों की ओर झुक रहा है। अब हम संक्षेप में चुंबक चिकित्सा की कुछ अन्य प्रणालियों से तुलना करेंगे।

चुंबक चिकित्सा और एलोपैथी

एलोपैथी के मुख्य हथियार हैं—सर्जरी, निरंतर नई दवाओं पर शोध कार्य, भेषज विज्ञान संबंधी ज्ञान का प्रचार और प्रसार, किसी भी नई दवा या खोज के बारे में तत्काल सूचना की प्राप्ति। इस प्रणाली में रोग के लक्षणों का उपचार किया जाता है। बीमारी के लक्षण किस कारण से उत्पन्न हुए हैं, इस पक्ष पर अधिक ध्यान नहीं दिया जाता। इसलिए रोग एक बार समाप्त तो हो जाता है, किंतु रोग के लक्षण ज यों-के-त्यों अनछुए पड़े रहते हैं। हाँ, कुछ समय के लिए दवाओं से दबा जरूर दिए जाते हैं। इस प्रकार वे पुनः उभर आते हैं और नीरोगी को पुनः रोगी बना देते हैं। एलोपैथी में लगभग 750 आधारभूत और मूल (Generic medicines) हैं, जिन्हें सैकड़ों छोटी-बड़ी कंपनियाँ अपने ब्रांड से बेचती और प्रचारित करती हैं। एक से अधिक ब्रांड होना चिकित्सक और रोगी दोनों के लिए याद रखना दुस्तर कार्य है।

चुंबक चिकित्सा एक सहज, सरल और सस्ती प्रणाली है। इस चुंबक या उससे बने अनेक उपकरणों, चुंबकीय जल और तेल, सूर्य-स्नान द्वारा अनेक दुःसाध्य और जीर्ण (Incurable & Chronic) रोगों का इलाज सफलतापूर्वक किया जाना संभव है। परंतु सावधानियों पर ध्यान देना अपेक्षित है, अन्यथा अज्ञान या नियमों की अवहेलना होने से हानि होने की भी संभावना है। यह शर्त सभी चिकित्सा प्रणालियों पर समान रूप से लागू होती है। आप किसी भी प्रणाली के चिकित्सक से उपचार करवाएँ, परंतु यदि आप उसके निर्देशों की उपेक्षा करते हैं तो आपको लाभ चाहे उतना न हो, किंतु हानि होना तो प्रायः निश्चित है। अंग्रेजी डॉक्टर एक सुंदर और तथ्यपूर्ण बात कहते हैं, जिसे 'Patient's Compliance' (रोगी द्वारा चिकित्सक के निर्देशों का अनुपालन) नाम से जाना जाता है। अर्थात् आपके (रोगी के) रोग का निदान हो गया, कारण का भी पता चल गया और उचित व सटीक दवा भी दे दी गई, किंतु यदि रोगी स्वयं दवा उचित मात्रा में और समय पर न ले तो इसमें रोगी का दोष है, उसके चिकित्सक का नहीं। चुंबक चिकित्सा के संबंध में इस सूत्र को लागू करें तो निष्कर्ष निकलता है कि डॉक्टर के निर्देशों का पालन पूर्ण रूप से करें। यदि स्वयं ही आप अपना उपचार कर रहे हैं तो निर्दिष्ट सावधानियों पर ध्यान देकर उनका पालन करें, अन्यथा लाभ की जगह हानि होने की प्रबल संभावना है।

चुंबक चिकित्सा और आयुर्वेद

भारत में कई सामान्य रोगों का उपचार रोगी स्वयं ही रसोई में प्रयोग होनेवाले मसालों, शाक-सब्जी और दूध, घी, मक्खन तथा जड़ी-बूटियों आदि के द्वारा बखूबी

कर लेते हैं। उपचार के ये साधन हमारी परंपरा से हमारे मानस में बसे हैं। आयुर्वेद ऐसे ही कुछ साधनों और उपायों की एक विकसित कड़ी है।

आयुर्वेद का उपचार कफ, वात, पित्त के आधार पर होता है। ऐसा माना जाता है कि यदि ये तीनों तत्त्व संतुलित रहें तो रोगों का आक्रमण नहीं होता। यदि इनमें विषमता आ जाए, अर्थात् अनुपात बिगड़ जाए तो हमें अनेक प्रकार के रोग घेर लेते हैं। जल, वायु, अग्नि, पृथ्वी और आकाश नामक पाँच तत्त्वों में विषमता आती है तो शरीर को असमान तत्त्व से संबंधित रोग परेशान करते हैं।

हमारे यहाँ कहावत है—'जैसा अन्न वैसा मन', अर्थात् अन्न से शरीर का पोषण होता है। उसी से मन में विभिन्न वृत्तियों और भावों का संचार होता है। भारत में भोजन तीन प्रकार के माने गए हैं—राजसिक, तामसिक और सात्त्विक। जिस प्रकार का भोजन हम करेंगे, उसी के अनुसार हमारा शरीर पुष्ट होगा और अंतत: हमारा व्यक्तित्व एवं मन भी उसी के अनुरूप हो जाएँगे। यह एक विस्तृत विषय है, जिस पर यहाँ और अधिक लिखना विस्तार-भय से समीचीन और उपयुक्त न होगा।

चुंबक चिकित्सा और यूनानी तिब्ब

यूनानी चिकित्सा प्राय: आयुर्वेद के सिद्धांतों पर कमोबेश आधारित है। इसमें भी नाड़ी परख करके रोग का पता लगाया जाता है। अपरोक्ष रूप में इसमें भी कफ, वात एवं पित्त को रोगों का कारण माना गया है और पंच तत्त्व के नियम यहाँ भी स्वीकृत हैं, भले ही उनके नाम अलग हों। रोग के कारणों की जाँच करके रोगी का उपचार किया जाता है। यह तथ्य आयुर्वेदिक और होम्योपैथिक चिकित्सा प्रणालियों के संदर्भ में भी इतना ही सत्य है। इन्हीं कारणों से यूनानी तिब्ब चुंबक चिकित्सा की तरह ही कारगर और प्रभावी है, भले ही चिकित्सा करने के ढंग अलग हों।

चुंबक चिकित्सा और होम्योपैथी

होम्योपैथी के जनक डॉ. हैनीमैन का आधारभूत फॉर्मूला (सूत्र) कि सम-से-सम रोगों का उपचार किया जा सकता है, अर्थात् एक औषधि के लक्षण यदि किसी रोगी में पाए जाते हैं तो वही दवा उसके रोग का उपचार करने में सक्षम और प्रभावी सिद्ध होगी। दूसरा नियम है कि यदि किसी भी स्वस्थ व्यक्ति को किसी औषधि का सेवन कराया जाए तो उसमें दवा के लक्षण पनपकर उसे बीमार कर देंगे। तीसरे, प्रत्येक दवा की क्रिया और प्रतिक्रिया होती है (Every action generates it's own reaction)। चौथा नियम है कि यदि रोग के लक्षण की पहचान हो गई

हो, दवा का चुनाव और उसकी शक्ति भी उचित हो, उसपर भी यदि रोगी का रोग ठीक न हो रहा हो तो ऐसी हालत में रोगी के रक्त में कोई देर से छिपा हुआ कोई विष है। लक्षणों के आधार पर उस विष को निश्चित करके उचित दवा दे दी जाए तो रोग नष्ट हो जाएगा। ये विष हैं—सोरा, साइकोसिस और सिफलिस। जीर्ण रोगों की जड़ में इन्हीं में से एक, दो या तीनों विष हो सकते हैं।

होम्योपैथी रोग के लक्षण का ही उपचार नहीं करती, वरन् वह रोगी के संपूर्ण मन और शरीर की भी चिकित्सा करती है। इसी कारण उपचार में समय अधिक लग जाता है। रोगी के मानसिक लक्षणों को प्रधानता देते हुए मन के द्वारा शरीर के रोगों का उपचार किया जाता है। इसीलिए होम्यो चिकित्सक मानसिक लक्षणों को अधिक महत्त्व देते हैं। चुंबक चिकित्सा प्रणाली में शरीर के छिपे विजातीय, विषैले और हानिकर तत्त्वों को उपचार से नष्ट किया जाता है। कारण यह कि यही तत्त्व रोगोत्पत्ति के मूल कारक होते हैं।

अन्य वैकल्पिक चिकित्सा प्रणालियाँ और चुंबक चिकित्सा

योग, प्राणायाम, ऑस्टियोपैथी, चीनी और तिब्बती हर्बल पद्धतियाँ, एक्यूपंक्चर, एक्यूप्रेशर, रिफ्लेक्सोलॉजी, मूत्र चिकित्सा, जल उपचार पद्धति, प्राकृतिक चिकित्सा, जूस थैरैपी, भोजन द्वारा उपचार, मालिश, शियात्शू, रेकी, प्राणिक हीलिंग, एरोमा थैरैपी आदि मुख्य उपचार के साधन हैं, जो परस्पर सम और विषम भी हैं। कई बार तो ऐसा लगता है कि किन्हीं दो पद्धतियों में जरा सा भी अंतर नहीं।

पाठकों को तो पता ही है कि मसाज पार्लर, ब्यूटी पार्लर, हेल्थ सेंटर, हेल्थ पॉइंट्स, जिम आदि की बड़े नगरों में भरमार है। ये उद्यम सेहत के लिए कितने लाभदायी हैं, ये तो वहाँ जानेवाले या उनका संचालन करनेवाले या उनकी अंतरात्मा ही जानती है। कड़वा सच तो यह है कि इनमें जाने की फीस साधारण आदमी की पहुँच और क्षमता से परे है। अत: हमारा नम्र निवेदन है कि आप प्रकृति के उपादानों का लाभ उठाते हुए हलका-फुलका व्यायाम करें, प्राणायाम और योगासन करें, सैर को जाएँ, खुली एवं साफ हवा में साँस लें; सात्त्विक, हलका, सुपाच्य, पौष्टिक भोजन करें, सदा प्रसन्न रहें, हँसने की आदत डालें, स्वस्थ मनोरंजन में समय व्यतीत करें, तनाव को अपने ऊपर हावी न होने दें, समय का सदुपयोग करें और उसका मूल्य पहचानें, जीवन में समरसता और नियमितता लाएँ। इन उपायों से आपको जो लाभ होगा, वह ज्यादा धन खर्च करने पर भी अन्यत्र न होगा। रोग की स्थिति में किसी सस्ती और प्रभावी चिकित्सा प्रणाली से स्वास्थ्य-लाभ करें।

चुंबक चिकित्सा और प्राकृतिक चिकित्सा

वैसे तो चुंबक प्रकृति की ही देन है और इसके द्वारा बनाए गए अनेक उपकरणों में भी प्रकृति द्वारा प्रदत्त सामानों का प्रयोग किया जाता है। यदि ध्यान से देखें तो प्रकृति अपने आपको जल, वायु, पृथ्वी, अग्नि, नदी, समुद्र, पहाड़, खनिज पदार्थ, पेड़-पौधे, साग-सब्जी, कंद-मूल, जड़ी-बूटी आदि के रूप में प्रस्तुत करके हमारे लिए जीवनोपयोगी वस्तुओं को सुलभ करती है। यदि ईश्वर के दर्शन हमें प्रकृति में होते हैं तो मानव के दर्शन भी प्रकृति से होते हैं; क्योंकि जगत्-नियंता, प्रकृति और पुरुष का परस्पर अटूट संबंध है।

प्राकृतिक चिकित्सा में प्राय: शरीर का शोधन करने के लिए जल का प्रयोग किया जाता है। जल शरीर को विषाक्त तत्त्वों से मुक्त कराकर, उसकी जीवनी शक्ति को बलशाली करके नैरोग्य प्रदान करता है। प्राकृतिक चिकित्सा में प्राय: रस उपायों द्वारा शरीर को रोग से मुक्त कराया जाता है; जैसे—एनिमा, मिट्टी का लेप, कटि स्नान, पाँवों का गरम पानी में स्नान, प्रजनन अंगों का स्नान, स्पंजिंग, सूर्य स्नान, साधारण स्नान, व्रत और सब्जी व फलों का प्रयोग। स्नान, व्रत, उपवास, अन्न का त्याग और फलाहार आदि उपाय तो हमारी भारतीय सभ्यता के अंग हैं, जिन्हें आजकल की भाग-दौड़ में हम भूलते जा रहे हैं।

इस चिकित्सा प्रणाली का मूल मंत्र है—शरीर-शोधन। ऐसी मान्यता है कि गलत खान-पान और रहन-सहन से हमारे शरीर में अवांछित द्रव्य जमा होते रहते हैं और सड़ाँध पैदा करते रहते हैं। यदि इन विषाक्त तत्त्वों का शरीर से निष्कासन होता रहे तो ये शरीर में जमा होकर कोई स्वास्थ्य संबंधी उपद्रव पैदा नहीं कर सकते। कालांतर में हमारी उपेक्षा के कारण ये शरीर में लगातार जमा होते रहते हैं और शरीर को विषाक्त करके उसकी प्राकृतिक आरोग्यकारक शक्ति को क्षीण करते रहते हैं। परिणामत: अनेक रोग मानव शरीर को घेरने लगते हैं। ऐसे विषाक्त तत्त्वों को शरीर से विभिन्न प्राकृतिक उपायों से बाहर निकालना प्राकृतिक चिकित्सा की विशेषता है।

चुंबक चिकित्सा में भी शरीर से मल-मूत्र और पसीने द्वारा विषैले तत्त्वों को बाहर निकाला जाता है। अत: दोनों प्रणालियों का समान उद्‌देश्य है, भले ही मार्ग और साधन अलग हों। चुंबक चिकित्सा में चुंबकीय जल और तेल का प्रयोग इसी उद्‌देश्य से किया जाता है। इस विषय में विस्तार से चर्चा बाद में की जाएगी।

चुंबक चिकित्सा, एक्यूप्रेशर और एक्यूपंक्चर चिकित्सा

मानव शरीर में एक नैसर्गिक शक्ति विद्यमान है, जिसे जीवनी शक्ति कहते हैं। यही शरीर का प्राण है, यही जीवन है और शरीर का आधार है। इसी जीवनी शक्ति को निरंतर प्रवाह में रखे रहना ही हमें जीवंतता प्रदान करती है। यदि किन्हीं ज्ञात या अज्ञात कारणों से यह शक्ति अवरुद्ध हो जाती है तो इसके प्रवाह में बाधा उत्पन्न हो जाती है। जिस अंग में इसका प्रवाह रुकता है, वहीं पर रोग प्रकट होता है। इस जीवनी शक्ति को चीनी लोग 'CHI' ('ची' या 'चाई' या 'शी') कहते हैं। 'एक्यू' का अर्थ सूई है, परंतु 'प्रेशर' शब्द तो दोनों विधाओं में समान है। एक्यूपंक्चर प्रणाली में शक्ति जहाँ अवरोध हो, उसपर सूई द्वारा भेदन करके उसे समाप्त किया जाता है, जबकि एक्यूप्रेशर पद्धति में अँगूठे या उँगलियों द्वारा हाथ या पैर दोनों के एक्यू-बिंदुओं पर दबाव देकर अवरुद्ध शक्ति के प्रवाह को चालू किया जाता है। एक्यूपंक्चर से रोगी सूई की चुभन से भयभीत होता है। परंतु एक्यूप्रेशर में वेदना अँगूठे या उँगली से दबाने के कारण होती है। वैसे वेदना तो दोनों में समान है, परंतु चुंबक चिकित्सा में दोनों प्रणालियों में पाई जानेवाली वेदना का कोई स्थान नहीं है। इसलिए चुंबक प्रणाली एकदम वेदना-रहित प्रक्रिया है।

एक्यूपंक्चर का आधार 'Periodic polarity alteration' है, अर्थात् सामयिक ध्रुव परिवर्तन, जिसके द्वारा जीवनी शक्ति की असमानता को समान किया जाता है, जहाँ अवरोध हो उसे समाप्त करके स्वस्थ दशा में लाया जाता है।

सुविधा के लिए शरीर के अंगों का वर्गीकरण करके उन्हें कुछ विशेष भागों में बाँटा गया है। यही सूची भेदक चिह्न हैं (Acu points), जिनको भेदकर या दबाव देकर जीवनी शक्ति का संचालन दोबारा किया जाता है। ये बिंदु अलग-अलग होते हुए भी आपस में एक-दूसरे से जुड़े हैं—जैसे एक माला में मोती। इन्हें माध्यम (Meridian) कहा जाता है। पूरे शरीर में चौदह ऐसे माध्यम हैं। इनमें बारह युगल माध्यम (Paired meridians) हैं और दो एकल माध्यम (Single meridian)। इन चौदह माध्यमों का शरीर के भीतरी अंगों के आधार पर नामकरण किया गया है। दो युगल माध्यमों को 'Conceptional Vessel' (C.V.) और 'Governing Vessel' (G.V.) का नाम दिया गया है। वास्तव में यही जीवनी शक्ति के जीवन-पथ (Life Forces Vital Channels) हैं।

इन एकल और युगल माध्यमों के अलावा त्रि-ऊष्मक (Triple warmer) भी है, जिसका किसी अंग विशेष से कोई संबंध नहीं। इस 'ट्रिपल वार्मर' का उद्‌गम सिद्धांत शरीर में अवस्थित तीन ऊष्माओं से है। पाठकों को तकनीकी शब्दों

की दुविधा से बचने के लिए चित्रों द्वारा जो विवरण दिया जा रहा है, उससे ऊपर लिखी बातें स्पष्ट हो जाएँगी।

नीचे अंग्रेजी के साथ-साथ हिंदी पर्याय भी दिए जा रहे हैं और साथ ही शरीरांगों के जो सूचक संक्षिप्त चिह्न हैं, उनका भी प्रत्येक अंग विशेष के सामने उल्लेख है।

संक्षिप्त सूचक चिह्न

1.	**पेट**	Stomach	ST
2.	**फेफड़ा**	Lung	Lu
3.	**बड़ी आँत**	Large Intestine	LI
4.	**तिल्ली**	Spleen	SP
5.	**हृदय**	Heart	H
6.	**छोटी आँत**	Small Intestine	SI
7.	**मूत्राशय**	Urinary bladder	UB
8.	**गुरदा**	Kidney	K
9.	**हृदयावरण**	Pericardium	P
10.	**पित्ताशय**	Gall bladder	GB
11.	**जिगर**	Liver	Liv
12.	**कन्वेंशनल वेसेल**	Conventional vessel	CV
13.	**गवर्निंग वेसेल**	Governing vessel	GV
14.	**त्रि-ऊष्मक**	Triple warmer	TW

ऊपर बताए गए चिह्न प्रधान सूचक चिह्न हैं, जिनका उप-वर्गीकरण (Sub-Division or Sub-Classication) चित्रों में दरशाया गया है। इसका कारण है कि ऊपर केवल प्रधान अंगों का ही संकेत है, जबकि एक प्रधान अंग के भीतर अनेक उपांग हैं। इसी कारण प्रत्येक प्रधान अंग के साथ उपांगों को दरशानेवाले नंबर अंकित कर दिए गए हैं, जैसे—ST-16, SP-10, CV-8 आदि।

यदि किसी अंग विशेष का उपचार करना हो तो उसके उन सब उपांगों का उपचार भी करना चाहिए, जो कि रोग से संबंधित हों, अन्यथा उपचार की प्रक्रिया अधूरी रह जाएगी।

संबद्ध सूचीभेदन बिंदु
शरीर के सामनेवाले भाग पर

चुंबक चिकित्सा में भी जब बाह्य अंगों का उपचार करना होता है तो ऊपर

निर्दिष्ट बिंदुओं पर रोग के लक्षणों के आधार पर चुंबक के विविध आकार व प्रकार उपयोग में लाए जाते हैं। परंतु चुंबकीय जल पर यह नियम लागू नहीं होगा, क्योंकि वह सारे शरीर का शोधन करके रोग का अंत करता है। तेल के प्रयोग में भी ये सभी निर्देश लागू होंगे।

शरीर के पिछले भाग पर संबद्ध सूचीभेदन बिंदु

शरीर के एक दिशा के भाग पर सूचीभेदन बिंदु

इस तथ्य को ध्यान में रखें कि हर सूचीभेदन बिंदु (Acupressure point) अपने आप में एक स्वतंत्र विद्युत् चुंबकीय इकाई (Electro magnetic unit) है। संबद्ध बिंदुओं पर चुंबक का प्रयोग करते हुए निर्दिष्ट नियमों का पालन करना अति आवश्यक है, अन्यथा हानि होने की संभावना है। चुंबक उपचार में किन-किन नियमों का पालन करना जरूरी है, इनकी यथेष्ट जानकारी अगले अध्याय में दी जाएगी, जिसे पाठकगण ध्यान से पढ़कर आत्मसात् करने का प्रयत्न करें, ताकि कोई दुविधा न रहे। जब तक पूरी जानकारी न हो, किसी भी रोगी का या अपना उपचार शुरू न करें, क्योंकि अज्ञान से आधा-अधूरा ज्ञान ज्यादा हानिकारक है।

□

11

चुंबक चिकित्सा में रोग-वृत्त लेने की विधि और महत्ता

प्रायः देखा गया है कि समान रोगवाले दो रोगियों का उपचार एक ही चिकित्सक करता है, पर एक का स्वास्थ्य सुधरने लगता है, दूसरे का बिगड़ने लगता है। ऐसी स्थिति में दोष या तो रोगी के सिर मढ़ दिया जाता है या डॉक्टर के। परंतु वस्तुस्थिति कुछ और ही होती है। कई बार तो डॉक्टर के निर्देश ही स्पष्ट और ग्राह्य नहीं होते या फिर स्पष्ट दिशा-निर्देश के बावजूद रोगी उनका पालन भली प्रकार नहीं करता। ऐसी स्थिति से बचने का एकमात्र उपाय है डॉक्टर और रोगी को अपने-अपने उत्तरदायित्व समझना। इस अध्याय में हम उन विशेष दिशा-निर्देशों का उल्लेख करेंगे, जिनके प्रयोग से रोग और रोगी के पूर्ण विवरण को प्राप्त किया जा सके।

सबसे पहले रोगी को किसी आरामदेह आसन पर बैठाया जाए, परंतु धरती पर कभी नहीं बैठाना चाहिए। प्रयोग में स्टूल, सोफा या कुरसी का प्रयोग किया जा सकता है। रोगी को सहज होने का समय दें, ताकि उसके शरीर और मन में तालमेल स्थापित हो सके और वह सामान्य स्थिति में आ सके।

सबसे पहले रोगी को अपने रोग और उसके लक्षणों का ब्योरा देने का समय दें। जल्दबाजी या उतावलेपन से बचें। जब रोगी अपना सारा हाल बयान कर दे तो उससे मित्र की भाँति उन लक्षणों के बारे में पूछें, जिन पर वह मौन रहा या अज्ञानवश या झिझक के कारण कुछ भी बोल नहीं पाया अथवा जान-बूझकर तथ्यों को टाल गया। कोई ऐसा सवाल कभी न पूछें, जिससे रोगी चिढ़ जाए या फिर क्रोधित हो जाए। वास्तव में रोग-वृत्त (Case-taking) एक विशिष्ट कला है,

जिसमें चिकित्सा की निपुणता जरूरी है, अन्यथा तथ्य दबे रहेंगे और उपचार में बाधाएँ उत्पन्न होंगी। एक विख्यात चिकित्सक ने एक बार कहा था कि रोगी जिस लक्षण के बारे में सबसे पहले कहे, वही उसका प्रधान लक्षण समझना चाहिए। यदि आपने प्रधान लक्षण (Leading or Predominant symptom) को समझ लिया है तो सबसे पहले उसका उपचार करें, बाद में गौण (Secondary) लक्षणों का। इस प्रकार यदि प्रधान लक्षण का उपचार हो जाता है तो आपने रोगी की लगभग तीन-चौथाई समस्या हल कर दी। गौण लक्षणों का संबंध प्रधान लक्षण से गहन और अभिन्न होता है। अत: प्रधान लक्षण जब उपचारित हो जाएगा तो गौण लक्षण अपने आप शांत हो जाएँगे।

रोगी से यह कभी न कहें कि उसका रोग गंभीर और लाइलाज है। ऐसा करने से उसका मनोबल गिर जाएगा, जिससे उपचार में बाधा पड़ने की संभावना है। बल्कि रोगी को विश्वास दिलाएँ कि वह कुछ समय उपचार कराने के बाद पूरी तरह स्वास्थ्य-लाभ कर लेगा और उसकी मानसिक व शारीरिक स्थिति शीघ्र ही सामान्य हो जाएगी। चिकित्सक के ज्ञान और अनुभव की एक बड़ी कसौटी यह भी है कि वह रोगी को परेशान या उकसाए बिना कितनी निपुणता और योग्यता से रोग-वृत्त तैयार करता है। यह उपचार की कड़ी में सबसे पहली सफलता है।

उपचार शुरू करने से पहले उसे इसमें होनेवाले संभावित खर्च और समयावधि के विषय में स्पष्ट बता दें, ताकि किसी शंका या दुविधा के लिए स्थान न रहे। उसे उपचार के दौरान होनेवाले परिवर्तनों के बारे में भी सचेत कर दें और आवश्यक सावधानियाँ भी बता दें। उसे क्या खाना है और किस वस्तु से परहेज करना है, दिनचर्या और खाने की आदतों को कैसे बदलना या सुधारना है, उसे चुंबकीय जल या चुंबकीय तेल का प्रयोग करना है तो किन पहलुओं पर विशेष ध्यान देना है, उसके लिए कौन सा व्यायाम करना चाहिए, कौन सा नहीं, कितने दिन और कितने समय तक और कितनी बैठकों (Sittings) की आवश्यकता है—इन सब तथ्यों व पक्षों पर विस्तार से प्रकाश डालें और उससे पूछें कि वह आप द्वारा बताई बातों में कोई स्पष्टीकरण तो नहीं चाहता। उसकी सभी शंकाओं और समस्याओं का सुचारु रूप से समाधान करें।

रोग-वृत्त लेने से पहले रोगी की आयु, लिंग, सामान्य अवस्था, विशिष्ट और सामान्य लक्षण, उसकी मानसिकता, मानसिक स्वास्थ्य, काम की प्रक्रिया, आदत, खाने में कौन सी वस्तुएँ उसकी कमजोरी हैं या वह खाने में क्या पसंद करता है, क्या-क्या खाने से उसे रोग होता है; किस मौसम, अवस्था और भोजन से उसका रोग बढ़ता है। ध्यान रखें कि रोगी से बेहतर अपने शरीर के बारे में कोई दूसरा व्यक्ति

नहीं जानता। इसलिए रोगी द्वारा उद्‌घाटित तथ्यों को शंका और संदेह की दृष्टि से कभी न देखें। ऐसा करके आप रोगी को नाराज कर देंगे और उसका विश्वास खो बैठेंगे। रोगी यदि विवाहित है तो संभव है, उसकी सेक्स संबंधी कोई समस्या भी हो और पति-पत्नी का सेक्स संबंध भी सामान्य और प्राकृतिक न हो, जिस कारण उसका स्वभाव चिड़चिड़ा होने से मन भी उद्विग्न हो। बहुधा शारीरिक रोगों की जड़ मानसिक स्थिति में छिपी होती है। चिकित्सक को सहानुभूतिपूर्वक ऐसी अनसुलझी गाँठों (Complexes) को सुलझाकर रोगी का विश्वास जीतना चाहिए। अंत में, सबसे पहले रोगी के मानसिक लक्षणों का ध्यानपूर्वक और बड़े मनोयोग से उपचार करें। यदि आप ऐसा सफलतापूर्वक कर सकते हैं तो शारीरिक लक्षणों का शमन धीरे-धीरे अपने आप होता जाएगा।

रोगी से पेशाब, पाचन, भूख-प्यास, दर्द क्या किसी विशेष अंग में है या अन्य अंग तक भी जाता है, दर्द किन हालात में बढ़ता है या घटता है, उसे पायरिया, अर्श, बवासीर, उसकी नींद की स्थिति, क्या सुबह उठने पर वह स्वस्थ और तरोताजा महसूस करता है या थका-माँदा, चलने या सीढ़ियाँ चढ़ने पर साँस तो नहीं फूलती या सीने में दर्द तो नहीं होता है आदि प्रश्न अवश्य पूछे जाने चाहिए।

महिलाओं से विशेष रूप से उनके मासिक धर्म के बारे में पूछें; क्योंकि उनकी अधिकांश बीमारियों का सीधा संबंध उनके मासिक धर्म की सामान्य या असामान्य स्थिति से जुड़ा होता है। उनसे पूछें कि उनका मासिक रक्तस्राव कम, अधिक या होता ही नहीं? खून पतला, गाढ़ा, काले रंग का, तरल या थक्कों में तो नहीं होता? मासिक धर्म के दौरान उन्हें कमर, पेड़ू या पेट में दर्द होता है या नहीं? उनका स्वभाव इस दौरान सामान्य रहता है या चिड़चिड़ा होता है? इस दौरान वमन, आधासीसी (Migraine) का दर्द, मितली (Nausea), हाथ-पाँव में जलन, दर्द या सुन्न होने की शिकायत तो नहीं? क्या वे गर्भवती हैं और हैं तो गर्भ कितने समय का है? क्या उनकी सेक्स संबंधी कोई समस्या है? उनका अपने पति के साथ सेक्स-संबंध सुखद है या तनावपूर्ण? क्या वे अति सेक्सी हैं या इस संबंध में वे निरासक्त हैं या सेक्स ये उन्हें घृणा है? किस मौसम में उनके रोग-लक्षण बदतर या बेहतर होते हैं? उनके खान-पान संबंधी चाहत और नफरतवाले भोज्य और पेय पदार्थ कौन से हैं? इन सबकी जानकारी लें। ध्यान रहे कि अविवाहित और विवाहित महिलाएँ संवेदनशील, संकोची और शरमीली होती हैं। अतः उनसे प्रश्न सावधानीपूर्वक करना चाहिए, अन्यथा वे बड़ी आसानी से तथ्यों को छिपा लेंगी और आपका काम दुस्तर हो जाएगा।

सभी तथ्यपरक अपेक्षित जानकारी लेने के बाद रोगी के चर्म, आँख, नाक, गला, नाखून, मुँह के अंदर की अवस्था, पेट आदि की गहराई से जाँच करें और तब मूल रोग का पता लगाएँ।

छोटे बच्चे स्वभाव से सरल और निश्छल होते हैं। उनका शरीर भी कोमल और संवेदनशील (Sensitive) होता है। ज्ञान की कमी के कारण वे न तो रोग के विषय में बता पाते हैं, न उसके लक्षणों के बारे में जानते हैं। अतः सभी अपेक्षित जानकारी उनके माता-पिता या अभिभावकों से प्राप्त करें। बच्चों को प्रायः खाँसी, जुकाम, टॉन्सिल, गले में दर्द, शरीर में पीड़ा, खेल के दौरान चोट लगना, आँखों की कमजोरी, पाचन संबंधी रोग, त्वचा में जलन, वेदना या सूजन, ज्वर, अधिक गरमी, सर्दी या बरसात के मौसम में प्रायः होनेवाले रोगों की शिकायत रहा करती है। अतः उपचार करने से पहले उनके शरीर की भली प्रकार जाँच अवश्य कर लें। जितना बच्चे स्वयं बता सकें उतना ही काफी है, अन्य जानकारी उनके माता-पिता से लें, विशेषकर माता से; क्योंकि अपने बच्चे के विषय में जितना स्पष्ट और सटीक माँ बता सकती है, अन्य कोई नहीं बता पाएगा।

कुल मिलाकर चिकित्सा को सविवेक (Discretion), सामान्य ज्ञान (Common sense), योग्यता (Capability) और अनुभव (Experience) के आधार पर रोगी से अपेक्षित जानकारी लेकर रोगी का इति-वृत्त तैयार करने के बाद अपना निष्कर्ष निकालना चाहिए। धैर्य, समझदारी, अनुभव, अर्जित ज्ञान और विवेक उसके प्रभावी अस्त्र हैं। चिकित्सक ईश्वर तो नहीं, परंतु उसकी पदवी ईश्वर के समकक्ष ही है, इसीलिए उसका स्थान ईश्वर के बाद निर्धारित किया गया है। उसे कोई ऐसा काम नहीं करना चाहिए, जिससे उसकी गरिमा और प्रसिद्धि को ठेस पहुँचे।

□

12
चुंबक चिकित्सा में आवश्यक सावधानियाँ

यदि उचित समय पर सावधानी बरती जाए तो भविष्य की अनेक समस्याओं से बचा जा सकता है। सावधानी, सतर्कता, समयानुपालन और नियमितता जीवन को सुचारु रूप से चलाने के अमोघ मंत्र हैं। यही तथ्य सभी चिकित्सा-प्रणालियों पर भी पूरी तरह लागू होते हैं। जो काम करना है, उसके बारे में सबसे पहले पूरा ज्ञान प्राप्त करें, फिर उसको विवेक की कसौटी पर कसकर उसके गुण-दोष का आकलन करें। तथ्यों को हृदयंगम करके पूरे मनोयोग से, पूरी सावधानी बरतते हुए उसपर अमल करें, तभी सफलता हाथ लगेगी, अन्यथा हानि होने की संभावना सदा बनी रहेगी।

चुंबक चिकित्सक को अपने रोगी को अपेक्षित सावधानियों से पूरी तरह परिचित कराना चाहिए, ताकि दुविधा या असमंजस पैदा न हो। सावधानी से किया गया कोई भी काम अपूर्ण नहीं होता और उसमें भय भी नहीं रहता। रोगी को यदि कोई बात समझ में न आए तो अपने चिकित्सक से पुनः पूछना चाहिए, क्योंकि आधा-अधूरा और अपरिपक्व ज्ञान खतरे से खाली नहीं होता। आवश्यक सावधानियों का उल्लेख नीचे किया जा रहा है—

1. जहाँ तक संभव हो, चुंबक का प्रयोग भोजन करने के तुरंत बाद नहीं करना चाहिए। यदि आपातकालीन स्थिति में इसका प्रयोग करना पड़ ही जाए तो बहुत ही कम समय के लिए करना चाहिए। कारण यह है कि भोजन के पाचन की प्रक्रिया शुरू हो जाती है। इस प्रकार चुंबक के प्रयोग में शरीरांग अधिक भागीदार नहीं बन सकता।
2. भोजन समाप्त करने और चुंबक के प्रयोग में कम-से-कम दो घंटे

का अंतराल अवश्य होना चाहिए; क्योंकि ऐसी मान्यता है कि भोजन पचने में कम-से-कम दो-तीन घंटे का समय लगता है। कुछ रोगी इतने संवेदनशील और नाजुक मिजाज के होते हैं कि उन्हें उलटी या जी मिचलाने की शिकायत हो सकती है।

3. चुंबक के प्रयोग के बाद शरीर में गरमी आ जाती है। इस अवस्था में यदि कोई भी ठंडी वस्तु का सेवन किया जाएगा तो शरीर का तापमान बिगड़ जाएगा। अतः चिकित्सा के कम-से-कम दो-तीन घंटे तक कोई भी ठंडा पेय या ठोस भोज्य पदार्थ कभी न लें, अन्यथा हानि हो सकती है। यदि प्यास अधिक लगे तो गरम पेय का प्रयोग थोड़ी मात्रा में भले ही कर लें।
4. जितनी मात्रा निर्धारित की गई है, उसमें कोई फेर-बदल अपने आप कभी न करें। यदि मात्रा अधिक बढ़ाकर ली गई है तो इसकी शरीर पर प्रतिक्रिया व कुप्रभाव होगा और यदि निर्धारित मात्रा कम कर दी गई हो तो इसका यथेष्ट प्रभाव एवं लाभ नहीं होगा। वयोवृद्ध रोगी, गर्भिणी, शिशुओं में चुंबकीय प्रयोग सावधानीपूर्वक करें और चिकित्सक के निर्देशानुसार ही मात्रा दें। चुंबकीय जल एक औषधि है, कोई साधारण जल नहीं, अतः इसका प्रयोग कभी भी साधारण जल की तरह न करें। इस विषय में चुंबकीय जल के संदर्भ में जो अन्य दिशा-निर्देश दिए गए हैं, उनका भी पालन करें।
5. हमारी आँखें, दिमाग और दिल बहुत ही नाजुक व संवेदनशील हैं। अतः इन पर कभी भी शक्तिशाली या हाई-पॉवर्ड चुंबकों का प्रयोग न करें। मस्तिष्क पर केवल सिरेमिक चुंबकों का ही प्रयोग करें और वह भी दस मिनट से ज्यादा कभी न करें। इसी प्रकार आँखों पर भी सिरेमिक चुंबक का प्रयोग करें।
6. जब भी किसी गर्भिणी पर चुंबक का प्रयोग करें तो सदैव सिरेमिक चुंबक या मध्यम शक्ति के चुंबक ही प्रयोग में लाएँ और उसे सदैव गर्भाशय से पर्याप्त दूरी पर रखें, अन्यथा गर्भपात (Abortion) होने की पूरी संभावना है। दूसरे, कभी भी एक ही ध्रुव के दो चुंबकों का प्रयोग एक साथ न करें, क्योंकि इससे भी गर्भपात हो सकता है। चुंबक का प्रयोग करने से पहले गर्भिणी के स्वास्थ्य का पूरा आकलन करने के बाद ही चुंबक के प्रकार और शक्ति का निर्धारण करें। कई अवस्थाओं

में चुंबक का प्रयोग हानि भी कर सकता है, अतः विशेषज्ञ की सलाह और मार्गदर्शन का पूरी तरह पालन करें।

7. चुंबक, चुंबकीय जल, तेल, चुंबकीय उपकरण आदि को बच्चों की पहुँच से सदैव दूर रखें। लोहे और चुंबक काफी दूर रखें। बच्चे चुंबक के उपकरणों को खिलौनों की तरह उपयोग न करें, इस बात का ध्यान रखें। विद्युत् चुंबक और ऐसे ही अन्य उत्पादों को खुला न रखें।
8. लोहा, लोहे के औजार, विद्युत् उपकरण, घड़ी आदि की कार्यक्षमता चुंबक के पास रखे जाने से नष्ट हो सकती है या उनके गुण-दोष में परिवर्तन आ सकता है। बिजली के स्विच बोर्ड, प्लग, सॉकेट, पॉइंट्स, पंखा, वाशिंग मशीन, कुकिंग रेंज, तवा, लोहे के उपकरण से चुंबक का सीधा संपर्क कभी न होने दें। ऐसा होने से परिणाम भयावह हो सकता है।
9. चुंबक को एक 'कीपर' में सावधानी से रख दें। यदि चुंबक खुले में पड़े रहें या पृथ्वी पर गिर जाएँ तो उनके टूटने और शक्ति में परिवर्तन होने की पूरी संभावना है। अतः उन्हें किसी सुरक्षित स्थान पर ही रखें।
10. उच्च शक्तिवाले चुंबकों (2,000 गॉस) को एक ही हाथ में रखकर कभी न उठाएँ, क्योंकि इससे दोनों आपस में पूरी तरह चिपक जाएँगे और फिर उन्हें अलग करना असंभव ही हो जाएगा। ऐसे में यदि आपकी उँगली बीच में फँस जाती है तो उसे चुंबकों के बीच में से निकालना एक दुस्तर कार्य है। अतः पूरी सावधानी से चुंबक के टुकड़ों को अलग-अलग रखें।
11. चुंबकीय तेल का प्रयोग केवल कुछ रोगों में ही किया जाता है, इसलिए उसे दवा के तौर पर ही प्रयुक्त करें, अन्य किसी प्रयोग में कभी न लाएँ; क्योंकि यह साधारण और सादा तेल नहीं, इसमें रोग निवारक गुण है। अतः इसे औषधि के रूप में ही उपयोग करें, अन्य किसी भी प्रयोजन के लिए कदापि नहीं।

□

13

चुंबक के प्रयोग की विभिन्न विधियाँ

शरीर की, मुख्य रूप से इसकी कार्य-प्रणाली की, चर्चा पहले की जा चुकी है। कहा गया है कि जो कुछ ब्रह्मांड में है, वह शरीर में है और जो शरीर में है, वह सबकुछ ब्रह्मांड में है। जो शरीर में नहीं, वह ब्रह्मांड में भी नहीं और जो ब्रह्मांड में नहीं, वह शरीर में भी नहीं। इस कथन से स्पष्ट है कि शरीर पूरे ब्रह्मांड का एक क्षुद्र रूप है। संसार में जितनी भी वस्तुएँ दिखती हैं, वे मानव के उपयोग के लिए ही हैं। यही शरीर जब बीमार होता है तो मानव का मन और मस्तिष्क भी बीमार पड़ जाता है। प्रकृति के नियमों की अवहेलना, निरादर, दुरुपयोग के कारण शरीर में विभिन्न रोग उत्पन्न हो जाते हैं। औषधि विज्ञान में निरंतर चल रही खोज इस बात का प्रमाण है कि जैसे-जैसे विभिन्न रोग सामने आ रहे हैं, उनके निवारण के लिए नई-नई दवाएँ बनाई जा रही हैं। इन सब उपायों के बावजूद रोग मानव का पीछा नहीं छोड़ते। मानसिक व शारीरिक रोगों की भरमार से मानव समाज परेशान और दुःखी है। वह चारों तरफ से निराश होकर वैकल्पिक चिकित्सा की शरण में जाता है, ताकि उसे चैन मिल सके। लंबा चलनेवाला और खर्चीला उपचार हर आदमी के वश की बात नहीं।

चुंबक चिकित्सा एक आशुफलदायी, कम खर्चवाली, प्रभावी चिकित्सा है। इसे स्वास्थ्य को बनाए रखने, रोग को दूर करने और विकार एवं भयानक रोगों से मुक्ति पाने के लिए प्रयोग में लाया जाता है। यह पूर्णतया निरापद है, बशर्ते दिशा-निर्देशों का पूर्णतः पालन किया जाए। असावधानी से किया गया उपचार रोग को बढ़ाकर उसकी अवधि को बढ़ा सकता है और प्रतिक्रिया-स्वरूप अन्य रोगों को भी जन्म दे सकता है। इसलिए उचित सावधानी, धैर्य, नियमों का पालन करना ही शीघ्र आरोग्य का मूलमंत्र है।

इस अध्याय में एक बार फिर चुंबक के विभिन्न रूपों और प्रकारों का उल्लेख किया जाएगा; क्योंकि बार-बार इन्हीं के प्रयोग करने की विधि यहाँ बताई जा रही है। चुंबक चिकित्सा में नीचे बताए गए चुंबकों का साधारणतया प्रयोग किया जाता है—

1. कम शक्तिवाले सिरेमिक चुंबक।
2. मध्यम शक्तिवाले चुंबक।
3. उच्च शक्तिवाले चुंबक।

प्रत्येक प्रकार के चुंबक का कहाँ प्रयोग किया जाना है, इसका संक्षेप में उल्लेख नीचे किया जा रहा है।

कम शक्तिवाले सिरेमिक चुंबक

इन चुंबकों का आकार कुछ टेढ़ा-मेढ़ा होता है और इनकी शक्ति 200 गॉस के लगभग होती है। शरीर के कोमल अंगों (जैसे—नाक, आँख, कान, मस्तिष्क आदि) पर इनका प्रयोग किया जाता है। इनका आकार टेढ़ा-मेढ़ा इसलिए रखा जाता है, ताकि ये अंगों पर चिपक जाएँ और फिट हो जाएँ। इसके अतिरिक्त टॉन्सिल में सूजन, दर्द और बढ़ाव (Enlargement), छोटे बच्चों को नींद न आना या उनके शरीर का विकास न होने के कारण बौनापन, कान, नाक, मुँह, गले सरीखे अंगों से संबंधित विविध रोग एवं मस्तिष्क से जुड़े अनेक मानसिक रोगों में इनका प्रयोग किया जाता है।

मध्यम शक्तिवाले चुंबक

इन्हें प्राय: पाँव के तलवों और हथेली पर लगाया जाता है। बच्चों के कान में और दाँत में वेदना के लिए इनका प्रयोग किया जाता है। अपवाद के रूप में वयस्क रोगियों के कतिपय रोगों में भी ये प्रयुक्त होते हैं। ये चुंबक प्राय: 500 गॉस शक्ति के होते हैं।

उच्च शक्तिवाले चुंबक

इन चुंबकों को वयस्क रोगियों के अनेक रोगों में प्रयोग किया जाता है। ये चुंबक प्राय: 2,000 गॉस शक्ति के होते हैं। गर्भवती महिलाओं और बच्चों के रोगों में ये प्रयोग नहीं किए जाते। वैसे तो इनका अनेक रोगों में प्रयोग करके रोग से मुक्ति पाई जाती है, परंतु मुख्यत: इन्हें गठिया, रीढ़ की कशेरुकाओं में वृद्धि, सूजन और दर्द, पक्षाघात, कमर का दर्द, गृध्रसी वात, एग्जीमा, महिलाओं को मासिक

स्राव के दौरान दर्द होना आदि रोगों में प्रयोग किया जाता है। शरीर के कोमल और संवेदनशील अंगों पर इन्हें प्रयुक्त नहीं किया जाता। इनका आमतौर पर प्रयोग तलवों और हथेलियों पर किया जाता है।

विविध चुंबकीय उपकरण

इन उपकरणों में प्राय: कम या मध्यम शक्ति के चुंबकों का प्रयोग किया जाता है। ये 'Ready to use' उपकरण हैं, जिनका उपयोग केवल रोग विशेष की स्थिति में ही किया जाता है। इनमें प्रमुख उपकरण हैं—चुंबकीय बेड, चुंबकीय कुरसी, चुंबकीय चश्मा, गले का हार, घुटने की बेल्ट, गरदन की बेल्ट, कमर की बेल्ट या कॉरसेट, कलाईबंद, कंधे के दर्द के लिए कॉरसेट, सौंदर्य बनाए रखने के लिए हार और माथे की पट्टी आदि।

इलेक्ट्रो-मैग्नेट्स (Electro-Magnets)

ये बिजली से संचालित होते हैं, इसलिए इन्हें इलेक्ट्रो-मैग्नेट की संज्ञा दी गई है। इनका प्रयोग अस्थियों में दर्द, सूजन (जीर्ण, अजीर्ण और रोग की तीव्र अवस्था), अनेक चर्म रोग, तीव्र और असहनीय पीड़ा, वात रोग, अस्थि शोथ, गृध्रसी, अंगों में कड़ापन और जकड़न, आघात, दुर्घटना से होनेवाली व्याधियों आदि में किया जाता है।

एलनिको चुंबक

इन्हें ताँबा, लोहा, निकिल, कोबाल्ट और एल्यूमीनियम धातुओं को मिलाकर तैयार किया जाता है; परंतु साधारण स्टील चुंबकों से ये कहीं अधिक मूल्यवाले हैं। इनकी चुंबकीय परिधि और शक्ति भी अधिक है। ऊँचे दामों के कारण लोग इन्हें खरीद नहीं सकते, फिर भी इनके रोग-निवारक गुणों से इनकार नहीं किया जा सकता।

फैराइट चुंबक

इन्हें लोहा और बेरियम कार्बोनेट को मिलाकर तैयार किया जाता है। ये भी ऊँचे दामों पर मिलते हैं, परंतु एलनिको चुंबकों से सस्ते हैं; लेकिन स्टील के चुंबकों से तो महँगे ही हैं। ये जल्दी टूट भी जाते हैं, जबकि एलनिको चुंबक जल्दी नहीं टूटते।

अब हम कुछ अन्य पक्षों पर विचार करेंगे। रोगी का रोग-विवरण लेने के बाद उससे जो प्रश्न पूछने हों, अवश्य पूछें। साथ ही रोगी की यदि कोई जिज्ञासा, समस्या

आदि संबंधी प्रश्न हों तो उनका समाधान करके उसे संतुष्ट करने का प्रयत्न करें। कई बार कुछ रोगी जाने-अनजाने प्रश्न पूछ बैठते हैं। ऐसी अवस्था में चिकित्सक को विनम्रता से रोगी को समझा देना चाहिए कि उसके प्रश्नों का रोग से कोई संबंध नहीं। अकारण रोगी पर बरसें नहीं, चतुराई से उसकी बात का विषय बदल दें; परंतु रोगी को यह न अनुभव होने दें कि उसकी या उसकी बात की अवहेलना हुई है। रोगी और चिकित्सक के संबंध मित्रवत् होने चाहिए।

रोगी को कैसे बिठाएँ

अब तक आपने रोगी से अपेक्षित जानकारी प्राप्त करके उसके मूल रोग और सहकारी उपसर्गों या लक्षणों के आधार पर एक इति-वृत्त तैयार कर लिया है। अब आप रोगी का इलाज करने के लिए तैयार हैं। इस दिशा में नीचे दिए गए दिशा-निर्देशों पर ध्यान दें—

रोगी को कभी भी धरती पर न बिठाएँ, बल्कि उसे किसी कुरसी, सोफा या स्टूल पर बिठाएँ और उसे सहज होने को कहें बैठने की दिशा के विषय में कोई कठोर नियम या बंधन नहीं है। आप जानते ही हैं कि उत्तरी व दक्षिणी दो ध्रुव होते हैं और इन्हीं का प्रयोग करके सारी चिकित्सा की जाती है। यदि आपको उत्तरी ध्रुववाले चुंबक का प्रयोग किसी प्रभावित अंग (Affected organ) पर करना है तो रोगी का मुँह दक्षिणी दिशा की ओर हो। इसके विपरीत यदि रोगग्रस्त भाग पर दक्षिणी ध्रुव का चुंबक लगाना है तो रोगी का मुँह उत्तरी ध्रुव की ओर हो। यह स्थिति उस समय कारगर होगी, यदि एक ध्रुव का चुंबक लगाना हो।

जब दोनों चुंबकों का एक साथ और एक ही समय में उपयोग करना हो तो रोगी का मुँह दोनों में से किसी भी दिशा में रखा जा सकता है। यदि चुंबक शरीर के सामनेवाले रोगग्रस्त भाग पर लगाना हो तो उत्तरी ध्रुव का चुंबक प्रयोग करने की स्थिति में रोगी का मुँह दक्षिणी दिशा में होना चाहिए। यदि चुंबक का प्रयोग शरीर के पिछले भागों पर करना हो तो रोगी के बैठने की स्थिति ऐसी हो कि चुंबक का उत्तरी ध्रुव उत्तरी दिशा के सामने और दक्षिणी ध्रुव दक्षिण दिशा की ओर रहे।

यदि चुंबक हथेलियों पर लगाना हो तो रोगी को सोफा या कुरसी पर बिठा दें और उसकी हथेलियाँ मेज पर रखे हुए चुंबकों पर रख दें; परंतु उसके पाँव धरती को नहीं छूने चाहिए, अन्यथा धरती की चुंबकीय शक्ति और चुंबकों की शक्ति परस्पर संबंध स्थापित कर लेंगे। ऐसी स्थिति से बचें।

यदि पैरों पर चुंबक लगाने हों तो चुंबक पहले लकड़ी के तख्ते या पटरी पर

रखें और इसके बाद पाँव चुंबकों पर रखने को कहें। ध्यान रहे कि दक्षिणी ध्रुववाले चुंबक पर बायाँ तलवा रहे और उत्तरी ध्रुववाले चुंबक पर दायाँ तलवा। यही नियम हाथों पर भी लागू होता है।

पहले बताया गया है कि जब चुंबकों का प्रयोग न करना हो तो उन्हें धारक (Keeper) में रखना चाहिए। जब प्रयोग करना हो तो उन्हें धारक से बाहर निकाल लें। स्थानिक प्रयोग की दशा में जिस अंग पर चुंबक लगाना अपेक्षित हो, वहाँ से पहना हुआ कपड़ा अलग हटा दें या शरीर का केवल वही भाग उद्घाटित करें, जहाँ पर कि चुंबक का प्रयोग होना है।

इस बात का ध्यान रखें कि जब चुंबक का स्थानिक प्रयोग करना हो तो रोगी को दीवार या धरती का स्पर्श न करने दें, बल्कि पाँव लकड़ी के चपटे पटरे पर रखें, ताकि चुंबक की चुंबकत्व शक्ति और धरती की चुंबकत्व शक्ति एक-दूसरे को प्रभावित न कर पाएँ। लोहे की किसी भी वस्तु का चुंबक से स्पर्श न होने दें।

चुंबक उपचार में समय-सीमा

जैसे किसी रोगी को यह बताना कठिन कार्य है कि वह कितने दिनों बाद पूरी तरह से फिर स्वस्थ होगा, ठीक वैसे ही यह भी बताना कि उसे रोजाना कितने समय तक चुंबक का प्रयोग करना होगा। समय की अवधि रोग की जीर्णता (Chronicity), तीव्रता (Intensity), गंभीरता (Gravity), रोगी की शारीरिक व मानसिक अवस्था, उसके खान-पान, रहन-सहन, कार्यप्रणाली और सहन-शक्ति पर आधारित होती है। साथ ही रोगी नियमित रूप से उपचार कराता है या नहीं, दवाई लेने में चूक तो नहीं करता, चिकित्सक के निर्देशों की अनदेखी करके मनमानी तो नहीं करता आदि पक्षों पर आधारित है। ठीक इसी प्रकार दवा की मात्रा में भी रोग की स्थिति के अनुसार फेर-बदल करना पड़ सकता है। कई रोगी थोड़े समय में ही ठीक हो जाते हैं, क्योंकि उनकी सोच और कार्य सकारात्मक (Positive) होते हैं; किंतु नकारात्मक (Negative) दृष्टिवाले रोगी को ठीक करने में अपेक्षाकृत अधिक समय लगना स्वाभाविक है।

सामान्य तौर पर रोगी को चिकित्सक से इस तथ्य की जानकारी मिल जाती है कि अनुमानतः वह कितने समय में रोग-मुक्त हो जाएगा। परंतु इस प्रकार की समय-सीमा प्रायः आनुमानिक ही होती है।

चुंबक चिकित्सकों ने समय के निर्धारण के विषय में कुछ नियम बनाए हैं, जो सामान्य अवस्था में लागू होते हैं; हालाँकि अपवादों की गुंजाइश बनी रहती

है। ऐसी मान्यता है कि जब चुंबक का प्रयोग पूरे शरीर या किसी अंग विशेष पर करना हो तो उस अवस्था में दस से तीस मिनट का समय प्रतिदिन काफी होता है। वैसे, प्रारंभ में दस मिनट का समय काफी होता है और आवश्यकता पड़ने पर इसे धीरे-धीरे ही बढ़ाना चाहिए। यह साधारण नियम निम्न या मध्यम शक्ति के चुंबक प्रयोग पर लागू होता है। वैसे नियम यही है कि कम/मध्यम शक्ति के चुंबक प्रयोग की अवधि दस से तीस मिनट और शक्तिशाली चुंबक की कम-से-कम आधी होनी चाहिए। परंतु सब बातों का निर्णय रोगी की शारीरिक अवस्था और रोग की वास्तविक स्थिति पर ही निर्भर करेगा। इस स्थिति में चिकित्सक को सविवेक और अपने अनुभव को आधार बनाना चाहिए। रोग में जैसे-जैसे सुधार होता जाए, समय सीमा घटा देनी चाहिए।

कुछ रोगी अपेक्षाकृत अधिक संवेदनशील होते हैं। यदि ऐसे रोगियों में चुंबक प्रयोग से कोई प्रतिक्रिया होती है तो समय कम कर देना चाहिए। कुछ रोगी और उनके रोग हठी प्रकृति के अर्थात् जीर्ण होते हैं। ऐसे रोगियों में उपचार देर से फलदायी होता है। अतः इनमें चुंबक लगाने की अवधि कुछ समय के लिए बढ़ाई जा सकती है; परंतु अंतिम सीमा के भीतर रहकर ही ऐसा किया जाए। अवधि को घटाने या बढ़ाने की प्रक्रिया धीरे-धीरे क्रमवार करें, हठात् या जल्दबाजी में कोई फेर-बदल न करें।

प्रतिक्रिया के प्रभाव को फौरन निरस्त या दूर करने के लिए जिंक प्लेट का प्रयोग करें। कुछ चिकित्सक कहते हैं कि होम्योपैथिक दवा जिंकम मैटेलिकम की छह या तीस शक्ति की एक-दो खुराक देकर चुंबक की प्रतिक्रिया समाप्त की जा सकती है।

कई रोगियों को चुंबक चिकित्सा के दौरान वमन, जी मिचलाना, अधिक पसीना आना, चक्कर आना, सिर दर्द, दिल की धड़कन बढ़ जाना या ऐसे लगना कि दिल बैठ रहा है जैसे लक्षण उत्पन्न हो सकते हैं। यदि ऐसी कोई समस्या आए तो चुंबक का प्रयोग उसी समय बंद कर दें, अन्यथा और हानि हो सकती है। एक बात का ध्यान रहे कि चुंबक प्रयोग की पूरी जानकारी किसी योग्य और अनुभवी चिकित्सक से पहले लें। यदि कोई शंका हो या बात समझ में न आए तो उसका स्पष्टीकरण कर लें, फिर रोगी अपना उपचार स्वयं करे। यदि कोई विपत्ति हो या रोग उग्रतर हो जाए तो अपने चिकित्सक से तुरंत संपर्क करें और दिशा-निर्देश लेने के बाद ही पुनः उपचार शुरू करें।

चुंबक का स्थानिक प्रयोग चौबीस घंटे में एक बार ही पर्याप्त माना गया है।

किंतु पुराने और जटिल रोगों में यह प्रयोग दो बार भी किया जा सकता है; परंतु जो भी करें, चिकित्सक की देख-रेख या उनके निर्देशों के अनुसार ही करें। जल्दी स्वस्थ होने या तुरंत लाभ के लिए जल्दबाजी या उतावलेपन से कोई काम न करें, अन्यथा लाभ की जगह हानि भी हो सकती है।

शरीर के मांसल भागों पर चुंबक का प्रयोग जल्दी प्रभावकारी होता है। इसके विपरीत हड्डी-जनित रोगों में प्रभाव देरी से पड़ता है, क्योंकि हड्डी मांस से कहीं अधिक कड़ी होती है। ऐसी स्थिति में चुंबक का प्रयोग सुबह-शाम दस-दस मिनट तक करें, परंतु इस सीमा को पार न करें।

चुंबक लगाने का आदर्श समय

कई रोग सुबह जगने पर ही अधिक तीव्र होते हैं, कुछ दिन भर काम करने के बाद बढ़ते हैं। जैसे घुटने और गरदन की संधियों में दर्द श्रम करने के बाद प्राय: बढ़ जाता है। ऐसी अवस्था में यदि चुंबक का प्रयोग प्रात: शौच-स्नान आदि से निवृत्त होने के बाद किया जाए तो प्रभावित अंगों को बल मिलेगा और दिन भर काम करने से जो अकड़न, थकान, दर्द या सूजन होनेवाली होगी, उसकी तीव्रता में कमी आएगी। इस प्रकार ऐसे अंग अधिक समय तक प्रयुक्त हो सकेंगे। दिन भर काम करके लौटने पर कमर, घुटने, गरदन, कंधों, हाथों, पैरों आदि में रोग की तीव्रता प्राय: बढ़ जाती है। ऐसी स्थिति में सुधार के लिए और इन अंगों को आराम देने के लिए चुंबक का प्रयोग शाम के समय भी यदि दस मिनट तक कर लिया जाए तो बेहतर रहेगा।

जिन रोगों का पेट और पाचन-क्रिया से संबंध है, उनमें चुंबक का प्रयोग सुबह के समय ही करना श्रेयस्कर है। ऐसा करने से कब्ज, दस्त, आँतों की सूजन, गैस, पेट दर्द आदि रोगों में राहत मिलती है और पाचन-क्रिया सुधरती है। इस सुधार का शुभ प्रभाव हमारी पूरी चयापचय प्रणाली (Metabolic system) पर पड़ता है।

सुबह के समय मौसम में ठंडक होती है, दोपहर के समय गरमी और शाम के समय पुन: सुबह के समान मौसम हो जाता है। आयुर्वेद कफ, वात और पित्त के (सामान्य) संतुलन पर आधारित है और यह एक पूर्णतया वैज्ञानिक धारणा है। इसी धारणा के आधार पर मान्यता बनी कि सुबह-सवेरे कफ संबंधी रोग अधिक बढ़ते हैं, पित्त-जनित रोग दोपहर को बढ़ते हैं और वात-जनित रोग शाम के समय पनपते और बढ़ते हैं। आयुर्वेद के उक्त नियम को आधार मानकर जब हम चुंबक चिकित्सा पर उसे लागू करते हैं तो इस निष्कर्ष पर पहुँचते हैं कि पाचन क्रिया से

संबंधित रोगों में चुंबक का प्रयोग दोपहर के बाद करें, कफ–जनित रोगों में सुबह और पित्त–जनित रोगों में शाम के समय करें।

हममें से अधिकाधिक लोगों का समय जीविकोपार्जन में बीत जाता है। सारा दिन भाग–दौड़, काम और तनाव में व्यतीत हो जाता है। इस कारण न सुबह समय निकलता है, न शाम को। परंतु अति व्यस्त रोगियों को रोग से मुक्ति पाने के लिए उचित और पर्याप्त समय निकालना ही चाहिए, क्योंकि यदि शरीर रोगी है तो वह कोई भी काम भली प्रकार और समय–सीमा में नहीं कर पाएगा। शरीर स्वस्थ रहेगा तो मन भी स्वस्थ रहेगा। जब दोनों स्वस्थ होंगे तो रोजाना की कार्य–प्रणाली भी नियमित और सुचारु रूप से संपन्न होगी। अतः अति व्यस्त रोगियों को चुंबक का प्रयोग सुबह या फिर शाम के समय करना चाहिए, अर्थात् दिन में एक बार। यदि सुबह और शाम को भी समय नहीं निकल सकता तो रात को भोजन करने से दो घंटे पहले या दो घंटे बाद चुंबक का प्रयोग करके स्वास्थ्य–लाभ कर सकते हैं। चुंबक चिकित्सा के तुरंत पहले या बाद में ठंडे पदार्थ का सेवन न करें।

शरीर के कोमल अंगों, हृदय, गले आदि पर उच्च शक्ति के चुंबक का प्रयोग न करें, बल्कि 200 गॉस शक्ति से कम के या सिरेमिक चुंबक ही प्रयोग में लाएँ। बेहतर होगा, किसी योग्य और अनुभवी चुंबक चिकित्सक से आरंभ में ही निर्देश प्राप्त करें। ऐसा करने से गलती की गुंजाइश प्रायः नहीं रहती।

जब चुंबकीय जल का प्रयोग वांछित हो तो मात्रा का निर्धारण स्वयं न करके किसी चिकित्सक से करवाना बेहतर होगा, क्योंकि वह आपको रोग और उसकी वर्तमान स्थिति के अनुसार परामर्श देगा। इसी प्रकार मालिश के लिए चुंबकीय तेल लगाने की विधि और दिन में कितनी बार मालिश किस रंग के तेल और कौन से ध्रुव से करना उचित रहेगा, इस विषय में भी कोई चिकित्सक ही आपका भली प्रकार मार्गदर्शन कर सकता है।

□

14

चुंबक से विभिन्न रोगों का उपचार

स्थानाभाव और विषय अत्यंत विस्तृत होने के कारण मानव जाति को सतानेवाले सभी रोगों की चिकित्सा की जानकारी हम यहाँ नहीं दे पाएँगे, क्योंकि उनकी सूची बहुत लंबी है। अतः यहाँ हम केवल उन्हीं रोगों की चिकित्सा के बारे में लिखेंगे, जो साधारण रोगों की श्रेणी में आते हैं और जिनका उपचार आसानी से किया जा सकता है। हृदय, गुरदे, मस्तिष्क आदि से संबंधित जटिल व जीर्ण रोगों का उपचार किसी अनुभवी चुंबक चिकित्सक की देख-रेख और दिशा-निर्देश में हो तो बेहतर होगा, क्योंकि इनमें कई रोग गंभीर अवस्था में जानलेवा भी हो सकते हैं। ऐसी विकट स्थिति में स्वयं उपचार करने का बीड़ा उठाना जोखिम भरा होगा। ऐसी अवस्था में समय कम होता है और रोगी की जान को खतरा होता है, अतः रोगी को तुरंत किसी योग्य चिकित्सक के पास ले जाएँ। समय नष्ट करके उसके जीवन को खतरे में न डालें। यदि रोगी या उसके अभिभावक आग्रह करें तो भी विनम्रतापूर्वक उन्हें मना कर दें और रोगी को किसी नजदीक के नर्सिंग होम या अस्पताल में जाने को कहें।

रोगी का उपचार प्रारंभ करने से पहले नीचे लिखी बातों को सदा ध्यान में रखें, जैसे—

1. रोगी की बात सुनें और उसे तसल्ली दें।
2. यदि रोगी की कोई बात अस्पष्ट हो या समझ में न आए तो रोगी के साथ आए अन्य लोगों से पूछें।
3. रोग की भयावह तसवीर न बनाएँ।
4. रोगी की जाँच करें और मल-मूत्र, पसीना, प्यास, दर्द/रोग के घटने-

बढ़ने का समय, किस चीज से आराम मिलता है, कौन सी चीज के प्रयोग से हानि होती है, उसका व्यवसाय, काम की प्रक्रिया, परिवार के हालात, मानसिक तनाव, भूख आदि के विषय में पूछें।

5. यदि रोगी की कोई मेडिकल रिपोर्ट हो तो उसका अध्ययन करें।
6. यदि कोई अन्य टेस्ट अपेक्षित हो तो रोगी को लिखकर दें। अनावश्यक रूप से कोई ऐसा टेस्ट न लिखें, जिसकी अभी कोई आवश्यकता नहीं; क्योंकि आप वर्तमान रोग-स्थिति का उपचार करने जा रहे हैं। भविष्य की संभावनाओं या अटकलों से दूर रहें।
7. रोगी की आर्थिक स्थिति का ध्यान रखें। यदि धनाभाव के कारण वह महँगे उपकरण खरीदने में असमर्थ है तो उसे सस्ते परंतु प्रभावी उपकरण खरीदने की सलाह दें।
8. रोगी को सभी सावधानियों के बारे में पूरा मार्गदर्शन दें और उसका मनोबल बनाए रखें।
9. सारी आवश्यक सूचना प्राप्त करने के बाद रोगी का रोग-वृत्त तैयार करें और यह निश्चित करें कि वह किस रोग या किन-किन रोगों से आक्रांत है।
10. अब आप रोगी का उपचार करने की स्थिति में हैं। इस स्थिति में आपको ही निश्चित करना है कि आपके उपचार का क्या ढंग व प्रकार होगा और इसमें संभवतया कितना समय लग सकता है तथा इसमें कितना खर्च आएगा।
11. यदि कोई रोग आपकी पकड़ या समझ से बाहर लगता हो तो स्पष्ट रूप से अपनी असमर्थता प्रकट करते हुए रोगी को या तो किसी अन्य चिकित्सक से संपर्क करने को कहें या उसे कोई अन्य चिकित्सा-प्रणाली का सहारा लेने को कहें। ऐसा करने से आपकी साख, यश एवं लोकप्रियता बढ़ेगी और आपकी स्पष्टोक्ति की सराहना भी होगी।

फोड़े (Abscess)

पूय (मवाद) किसी संक्रमण के कारण उत्पन्न होता है, जिसके अनेक कारण हो सकते हैं। शरीर में व्याप्त जहरीले तत्त्व एक या अनेक अंगों से अन्य जगह भी फैल सकते हैं। इनसे आरंभ में सूजन, लालिमा, वेदना, जलन आदि होकर संक्रमण प्रभावित स्थान के ऊपर या चारों ओर फैल जाता है, घाव से खून बहता है और बाद

में मवाद पड़ने से रोग विकट भी हो सकता है। अत: इस व्रण को ज्यादा देर तक बढ़ने और पनपने का मौका न देकर शुरू में ही संक्रमण को दबा देना चाहिए। रोग जीर्ण हो जाता है तो संलग्न त्वचा और शरीर के दूसरे भागों में भी संक्रमण फैलने की आशंका और भय बना रहता है। कई बार इसी व्रण की जीर्णता और अवहेलना के कारण कैंसर जैसा भयानक रोग भी हो सकता है।

फोड़ा शरीर के ऊपरी या अंदरूनी भाग में हो सकता है। इसके फैलाव की कोई सीमा नहीं। यदि फोड़ा शरीर के ऊपर के भाग में हो तो उत्तरी ध्रुववाला चुंबक दाईं हथेली के नीचे और दक्षिणी ध्रुव का चुंबक बाईं हथेली के नीचे रखें। इसी प्रकार यदि अंदरूनी भाग में फोड़ा हो तो उसी प्रकार चुंबक का दक्षिणी ध्रुव बाएँ पाँव के तलवे और उत्तरी ध्रुव दाएँ पाँव के तलवे के नीचे रखें।

यदि पूय को आसानी से निकलने का मार्ग मिल जाए तो रोग शीघ्र शांत हो जाता है। इसके लिए चुंबकीय जल दिन में दो-तीन बार रोग की स्थिति के अनुसार लें।

रक्ताल्पता/पांडु रोग (Anaemia)

हमारे शरीर में जो रक्त प्रवाहित होता है, उसमें लाल रंग हीमोग्लोबिन और लाल रक्त कणों के कारण होता है। रक्त को सदा जीवनदायिनी ऊर्जा यानी ऑक्सीजन की जरूरत पड़ती है। इसी से रक्त शुद्ध होकर शरीर के सभी भागों तक पहुँचता है। यह रोग नहीं, रोग का केवल लक्षण है। खून की कमी के मुख्य कारण हैं निम्न कोटि का भोजन, जिसमें आवश्यक तत्त्वों का अभाव रहता है; गंदे, तंग, भीड़-युक्त, प्रकाश और हवा से रहित घरों में रहना, रक्तस्राव (जैसे—दुर्घटना, मासिक धर्म, संतानोत्पत्ति, तेज नश्तर से घाव, आत्मघात, कोई जीर्ण रोग आदि), चिंता एवं मानसिक तनाव, अतिरज, प्रसूति के पहले, दौरान या बाद में रक्तस्राव, हीमोफीलिया (रक्तस्राव की प्रवृत्ति), चमड़ी का रंग पीला हो जाना, साँस फूलना, खाँसी या जीर्ण ज्वर रहना आदि लक्षणों के कारण ऐसे कई अन्य रोग पनपते हैं। खून में कोई संक्रमण या विषाक्तता होने से भी खून की कमी हो सकती है।

सबसे पहले कारण का पता लगाकर उसे दूर करें। भोजन संतुलित और पौष्टिक लें। हरी साग-सब्जियों एवं मौसमी फलों का प्रयोग करें। खुली, ताजा और स्वच्छ हवा में घूमें, नशे की लत से बचें और मानसिक रूप से प्रसन्न रहें। तनाव को अपने ऊपर हावी न होने दें। व्यस्त रहें, सकारात्मक दृष्टिकोण रखें, कुढ़ना बंद करें और समस्याओं का धैर्य एवं साहस से सामना करें आदि। ये सभी ऐसे उपाय हैं, जो हर चिकित्सा प्रणाली में समान रूप से लागू होते हैं।

चुंबकीय जल का नित्य तीन बार सेवन करें, ताकि रक्त में आवश्यक फॉस्फोरस, लौह तत्त्व, जल का समान विभाजन बना रहे। हथेलियों पर उत्तरी और दक्षिणी ध्रुववाले चुंबक सुबह लगाएँ। संध्या के समय Sp-6 बिंदु पर टखने के जोड़ पर दक्षिणी ध्रुव लगाएँ। केवल चुंबक प्रयोग और चुंबकीय जल के प्रयोग से पूरा लाभ नहीं होगा। इसके अलावा, पौष्टिक और संतुलित भोजन लेना भी आवश्यक है, क्योंकि दोनों ही उपाय एक-दूसरे के पूरक और सहायक हैं। दोनों को साथ-साथ करने से ही रोग ठीक हो सकता है।

हड्डी एवं जोड़ों के रोग

अस्थि शोथ प्रदाह (Osteo-Arthritis)

यह अस्थियों का भयानक रोग है, जो प्राय: चालीस वर्ष की उम्र के आसपास शुरू होता है। रोगी को गरदन, बाँह, कमर, घुटने, टाँगों और पाँवों में भयानक दर्द होता है, सूजन रहती है, लालिमा और जलन रहती है। कई बार सामान्य काम करना भी कठिन हो जाता है। असहनीय पीड़ा, सूजन, अस्थियों की कड़कड़ाहट, एक के दूसरी अस्थि से टकराने के कारण रोगी का जीवन दूभर हो जाता है। कुछ रोगियों को उठने, उठकर चलने या चलने के बाद पीड़ा या तो बढ़ जाती है या फिर कम हो जाती है। सामान्य नियम है कि किसी भी अंग में सूजन हो तो चलना-फिरना बंद करके पूरा आराम किया जाए। जब सूजन हट जाए तो उसके बाद धीरे-धीरे बिना जल्दी किए और अनावश्यक दबाव डाले (प्रभावित अंग पर) चलने का प्रयत्न किया जाना चाहिए; परंतु अनावश्यक जोर कभी न दें।

रोग पुराना होने की स्थिति में कमर, घुटने और पाँव की अस्थियाँ या तो अंदर की ओर मुड़ जाती हैं या बाहर की ओर। इस प्रकार की स्थिति को विकृत अस्थि रोग (Varas Deformity Syndrome) कहते हैं, रोगी न तो बैठ सकता है, न उठ सकता है और न ही चल सकता है। वह अंतत: एक जीवित लाश बनकर रह जाता है। उपास्थि (Cartilage) के घिसने या च्युत होने से अस्थियाँ भी अपने-अपने स्थान से च्युत हो जाती हैं, जिस कारण कड़-कड़ की ध्वनि और चलने-फिरने-उठने में असहनीय पीड़ा होती है। ऐसी भयावह और पीड़ादायक स्थिति में किसी प्रकार का बाह्य सहारा (Outward support), जैसे—लाठी, वॉकर, घुटने की पेटी या पट्टी के सहारे धीरे-धीरे चलने का प्रयत्न करना चाहिए। दर्द एक स्थायी लक्षण है, अत: इससे घबराकर चलना-फिरना कदापि बंद न करें, अन्यथा जोड़ और अधिक कड़े हो जाएँगे। सामान्य कार्य करना भी बंद हो जाएगा और मानसिक व

शारीरिक अकर्मण्यता आ घेरेगी। चाहे थोड़ा ही चलें, पर चलें जरूर। यहाँ हम एक बात से सावधान कर देना अपना कर्तव्य समझते हैं—कूल्हे व घुटनों को बदलने और बदलवाने का एक रिवाज या फैशन-सा हो गया है; परंतु कई रोगियों का रोग ठीक होने की बजाय और अधिक बढ़ गया। दूसरे बदले हुए नए अंग की आयु दस-पंद्रह साल होती है। बाद में ऑपरेशन द्वारा फिर बदला जाता है और धन का अपव्यय भी होता है। ऐसा नहीं कि सभी रोगी यह यातना भुगतते हैं, कुछ को इस रोग से मुक्ति भी मिल जाती है, तिस पर भी एक संदेह बना रहता है। अतः इस प्रकार का जोखिम सारे पक्षों को नाप-तौलकर और जाँचकर ही उठाएँ। कहीं ऐसा न हो कि पछताने के अतिरिक्त आपके पास और कुछ न रहे।

यदि नीचे के अंग प्रभावित हों तो उच्च शक्ति के चुंबक प्रयोग में लाएँ। इसके लिए चुंबक पाँव पर लगाएँ। ऊपर के अंगों के लिए यही उच्च शक्ति के चुंबक दोनों हाथों पर लगाएँ, अर्थात् दक्षिणी ध्रुव बाईं ओर और उत्तरी ध्रुव दाईं ओर। उत्तरी ध्रुव टाँग के घुटने के बाहरी भाग (GB-34 बिंदु) पर और दक्षिणी ध्रुव ST-35 बिंदु पर लगाएँ। यदि असहनीय दर्द हो और पीड़ा केवल कलाई, कंधे या घुटने में ही हो तो हीलिंग ऑयल लगाएँ। यदि सूर्य-स्नान कर रहे हैं तो प्रभावित अंग पर लाल रंग का चुंबकीय तेल मलें या उस अंग पर लाल रंग का सैलोफिन पेपर लपेटकर उस अंग पर सूर्य की किरणें सीधी पड़ने दें।

जोड़ों में जमे हुए लवण, हानिकारक और विषाक्त द्रवों को बाहर निकालने के लिए दिन में तीन खुराक चुंबकीय जल की लें। सर्दी में ठंडे और गरमी में गरम जल का सेवन न करें। अधिक प्रोटीन, वसा, नमक, मिर्च-मसाला, तला और मसालेदार भोजन न लें। अस्थियों की मजबूती के लिए दूध के साथ पनीर का भी प्रयोग करें, पर मांस और मछली खाने से परहेज करें।

वात रोग (Rheumatism)

वात शरीर के किसी भी अंग को आक्रांत कर सकता है। इससे शरीर में सूजन, लालिमा व दर्द होता है। इसमें रोगी की मांसपेशियों में दर्द अधिक होता है, अस्थियों में कम। इसका प्रकोप सारी देह या केवल कुछ अंगों पर होता है। यह रोग की स्थिति के अनुसार तीव्र (Acute), मध्यम (Mode rate), निम्न (Low grade) या जीर्ण (Chronic) भी हो सकता है। दर्द की तीव्रता के कारण रोगी कराहने लगता है; परंतु मालिश, दर्दनाशक उपायों और विश्राम से राहत मिलती है। यह रोग ठंडे मौसम में ही प्रायः आक्रमण करता है, परंतु कभी-कभी बरसात में भी हो जाता है।

वातरोग एक ऐसा व्यापक शब्द है, जिसके अंतर्गत गठिया (Gout), गठिया रूगी आमवात (Rheumatoid Arthritis), संधिवात (Arthritis) और अस्थि-क्षरण प्रदाह (Osteo-Arthritis) भी समाविष्ट हैं। आयुर्वेद में उक्त सभी रोगों का मूल कारण वात का कुपित होना माना गया है। पेशीजनित वात (Muscular Rheumatism) भी इसी श्रेणी में आता है।

इन रोगों में शक्तिशाली चुंबकों का पैरों और हथेलियों पर प्रयोग किया जाता है। आमवात ज्वर की अवस्था में उत्तरी ध्रुववाला चुंबकीय जल दिन में चार-पाँच बार पीना लाभदायक होता है। वैसे साधारण चुंबकीय जल का प्रयोग इसी प्रकार करें। यदि चुंबकीय लाल तेल की मालिश धूप में बैठकर प्रभावित अंग पर की जाए तो और अधिक लाभ की संभावना है।

गठिया (Gout)

यह छोटी संधियों को प्रभावित करता है। यह रोग रक्त में यूरिक एसिड की मात्रा अधिक बढ़ जाने के कारण होता है। यूरिक एसिड हाथ-पाँव के जोड़ों में जमा होने से हाथ-पाँव सूजकर लाल हो जाते हैं, भयानक पीड़ा होती है, संधियों को हिलाना या मोड़ना कठिन हो जाता है। जीर्ण अवस्था में ऐसे जोड़ सदा के लिए मुड़कर कुरूप और वक्र हो जाते हैं। यूरिक एसिड के कारण गुरदे भी खराब हो जाते हैं तथा उनमें यूरेट के स्टोन जमा होने लग जाते हैं और अंततः गुरदे नष्ट हो जाते हैं। इससे जीवन संकट में पड़ जाता है। ऐसा माना जाता है कि यह रोग पाँव के अँगूठे से शुरू होता है। इसमें प्रभावित अंगों में जबरदस्त प्रदाह और अग्नि के समान गरमी, असहनीय पीड़ा एवं वक्रता के लक्षण प्रमुख रूप से दृष्टिगोचर होते हैं।

इस रोग में मांस, मछली, अंडा, शराब, तंबाकू का प्रयोग वर्जित है। प्रोटीन-युक्त पदार्थों में दूध, मक्खन, हरी शाक-सब्जी तथा फल लिये जा सकते हैं। भोजन संतुलित और पौष्टिक लें; परंतु मिर्च-मसाले, फास्ट फूड, जंक फूड से परहेज करें। दालें लेना बिलकुल बंद कर दें।

पैर के दोनों अँगूठों पर शक्तिशाली चुंबक प्रातः लगाएँ; परंतु संध्या समय सूचीभेदन बिंदु GB-34 पर चुंबक लगाएँ, जो कि घुटने के बाहर की ओर अवस्थित है। ध्यान रहे, उत्तरी ध्रुववाला चुंबक दाईं ओर, परंतु दक्षिणी ध्रुववाला चुंबक बाईं ओर ही लगाया जाए। इसके अतिरिक्त दिन में दो-तीन खुराक चुंबकीय जल की लें।

ऐसी भी मान्यता है कि अनियंत्रित गठिया हृदय रोग उत्पन्न कर हृदयांगों

को खराब कर सकता है। इसलिए इस रोग की अनदेखी न करें। इस रोग का नाम 'र्‍यूमेटिक हार्ट' है।

स्पॉण्डिलोसिस

स्पॉण्डिलोसिस वास्तव में है क्या?

L.M. Harrison ने स्पॉण्डिलोसिस की व्याख्या इस प्रकार की है (The Pocket Medical Dictionary By L.M Harrison से उद्धृत)–

"भीतरी कशेरुका स्थल, जो कि गरदन, छाती के पिछले भाग या कमर से संबंधित है, का ह्रास हो जाना ही 'स्पॉण्डिलोसिस' है। इसके लक्षण हैं—दर्द और गति में बाधा। इस तथ्य का ज्ञान एक्स-रे द्वारा होता है, जिसे 'एक्स-रे का भीतरी कशेरुका स्थल' कहते हैं। इससे डिस्क्स के बीच का फासला कम और सँकरा हो जाता है, छोटी-छोटी अस्थियाँ भी स्पष्ट रूप से देखी जा सकती हैं। एक्स-रे लक्षणों का स्पष्ट रूप से पता नहीं चल सकता। गले का पट्टा या कॉलर या सर्जिकल पेटी पहनने से कशेरुकाओं का हिलना-डुलना नियंत्रित/बंद हो सकता है। आराम न मिलने पर अंततः शल्य-क्रिया का सहारा लेना पड़ सकता है, क्योंकि इस स्थिति में यही एकमात्र विकल्प शेष रह जाता है।"

कमर दर्द (Back Pain, Lumbago, Lumbar Spondylosis)

कमर में या कटि प्रदेश में दर्द के अनेक कारण हैं, जैसे—उठने-बैठने के गलत ढंग, कमर को एक ही स्थिति में रखे रहना, झुकना, झुककर कोई काम करना, कमर से संबंधित अवयवों की कसरत न करना, यकायक या झटके से उठना या बैठना, ठंड लग जाना, मासिक धर्म की गड़बड़ियाँ आदि।

"Degeration of the intervertebral disks in the cervical, thoracic or lumbar regions of the back bone symptoms includes pain and restriction in movement. Spondylosis produces a characteristic appearance on X-ray, including narrowing of the space occupied by the disk and the presence of osteophytes; These features of the disease (radiological Spondylosis) may not be accompanied by any signs and symptoms. Pain is relieved by wearing a collar (when the neck region is affected) or a surgical belt (for lower spine) which prevents movement. Some cases sometimes require surgical fusion."

रोगी को असहनीय दर्द होता है। उठने, मुड़ने, चलने-फिरने, हिलने-डुलने से वेदना का बढ़ जाना, कमर की मांसपेशी और अस्थियों में जकड़न और कभी-कभी खिंचाव महसूस होना आदि। यदि रोग पुराना हो जाता है तो अस्थि-क्षरण प्रारंभ हो सकता है। इस रोग में कड़े बिस्तर पर कुछ दिन आराम करने से लक्षण शांत हो जाते हैं, यद्यपि अन्य सहगामी उपाय भी करने अभीष्ट हैं।

यदि एक्स-रे करवा लिया जाए तो अस्थियों और कशेरुकाओं की वर्तमान स्थिति का स्पष्ट चित्र उपस्थित हो जाता है। पुराने रोग की अवस्था में कमर की कशेरुकाएँ घिस जाती हैं, स्थान-च्युत हो जाती हैं या उनमें विकृति आ जाती है। ऐसी स्थिति में स्पॉण्डिलोसिस या एन्किलोलिस के लक्षण भी उत्पन्न हो सकते हैं, जो कि इस रोग की उग्रतम और भयावह स्थिति है।

रोगी को कड़े बिस्तर पर लिटाना चाहिए, ताकि हड्डी बिलकुल सीधी रहे। उसे झुकना या झुककर बैठना या काम भी नहीं करना चाहिए। चलते-फिरते स्पाइनल लंबर कॉर्सेट या बेल्ट का प्रयोग करना चाहिए, ताकि रीढ़ और कमर को सहारा मिलता रहे।

यदि वेदना ऊपरी भाग में है या दर्द ऊपर से नीचे की ओर जाता है तो दर्द वाले उपरिभाग पर उत्तरी ध्रुव और दर्द वाले निचले हिस्से पर दक्षिणी ध्रुव लगाएँ। यदि दर्द दाएँ से बाएँ भाग की ओर फैलता है तो दाईं ओर चुंबक का उत्तरी ध्रुव और बाईं ओर दक्षिणी ध्रुव लगाएँ। ऊपर लिखी गई सभी क्रियाएँ नित्यकर्म से निवृत्त होकर सुबह के समय करें। इतना कर लेने के बाद UB-25 सूचीभेदन बिंदु पर उत्तरी ध्रुव और UB-60 पर दक्षिण ध्रुव करके चुंबक लगाएँ। इसके अतिरिक्त, लाल चुंबकीय तेल का प्रयोग कमर से नीचेवाले भाग पर करें या उस स्थान पर लाल रंग का सेलोफिन पेपर लगाकर धूप में बैठें। दिन में तीन बार चुंबकीय जल का प्रयोग नियमित रूप से करें।

गृध्रसी (Sciatica)

सियाटिक नाड़ी टाँग की सबसे बड़ी और मोटी नाड़ी है, जो कमर की कशेरुकाओं से होती हुई पैर के अंत तक जाती है। घुटने के पीछे से इसके दो भाग हो जाते हैं। जब कशेरुकाओं में फासला कम हो जाता है तो इस नाड़ी पर दबाव पड़ता है, जिस कारण टाँग में भयानक दर्द होता है। टाँग सुन्न हो जाती है। बिस्तर पर लेटकर पूरी तरह आराम करने से दर्द बंद हो जाता है। यदि दर्द लंबा चले तो ऑपरेशन करवाना पड़ सकता है। यह प्राय: एक टाँग में ही होता है। परंतु कई

बार दोनों ही टाँगों में दर्द हो जाता है। उपचार न होने और अवधि (दर्द की) लंबी होने पर टाँग सूखने लगती है।

इस रोग में शक्तिशाली चुंबक प्रयोग में लाए जाते हैं। उत्तरी ध्रुव वहाँ लगाया जाता है, जहाँ से दर्द शुरू होता है। दक्षिणी ध्रुव पाँव के तलवों और टखनों पर लगाए जाते हैं। उत्तरी ध्रुव सुबह लगाएँ और दक्षिणी ध्रुव उसके बारह घंटे बाद शाम को लगाएँ। ऐसा बिंदु GB-30 और UB-40 पर किया जाता है। GB-30 पर उत्तरी ध्रुववाला और G-40 पर दक्षिणी ध्रुववाला चुंबक लगाना चाहिए। इसके अतिरिक्त, दक्षिण ध्रुवीय, अर्थात् लाल तेल की मालिश प्रभावित भाग पर करें और धूप में सेंक करें। बेहतर होगा कि दर्द वाले भाग के नीचे कोई कपड़ा या तकिया रख दें, ताकि वात नाड़ी पर दबाव कम पड़े और दर्द कम हो।

घुटने में दर्द और सूजन

यह रोग प्रायः उन्हें होता है, जो लोग पालथी मारकर धरती पर बैठते हैं, अधिक समय तक एक ही स्थिति में बैठते हैं, ऊँची-ऊँची सीढ़ियाँ अधिक चढ़ते-उतरते हैं, घुटने में चोट लगने पर भी उपचार नहीं करवाते, तंग जूते पहनते हैं आदि। यह रोग स्त्रियों, किसानों, कामगारों, नौकरों, दुकानदारों को अधिक होता है। कारण यह है कि काम करते समय उनके घुटने मुड़े रहते हैं और इसी अवस्था में काम जारी रखा जाता है। खिलाड़ियों में चोट लगने या घुटना मुड़ या टूट जाने से भी भयानक दर्द होता है। कई बार उपास्थि क्षीण होकर पतली हो जाती है या अपने स्थान से खिसक जाती है, जिस कारण अस्थियों में फासला कम हो जाता है। वे आपस में रगड़ खाकर एक-दूसरे से टकराती हैं और कड़-कड़ की आवाज होती है। दर्द की जीर्ण अवस्था में शोथ और लालिमा का होना प्रायः स्वाभाविक है, जो साधारण लक्षण है।

सुबह घुटनों पर शक्तिशाली उत्तरी और दक्षिणी ध्रुवों का प्रयोग करें। बारह घंटे के बाद बिंदु GB-34 पर शक्तिशाली चुंबक का दक्षिणी ध्रुव लगाएँ। यदि लाल तेल की मालिश प्रभावित अंगों पर करके धूप में सिंकाई की जाए तो और जल्दी लाभ होगा।

खाँसी और श्वास संबंधी रोग

नाक, गला, साँस की नली, फेफड़े आदि श्वसन-तंत्र के प्रमुख अंग हैं। नाक, गला, टॉन्सिल में सूजन, संक्रमण होने से जुकाम, नाक का रुँधना, पानी बहना, कई

बार खून बहना, आवाज का बैठ जाना, अवरुद्ध या कर्कश होना, गले व छाती में दर्द, सूजन, बलगम बनना, निकलना या अवरुद्ध हो जाना, दमा, तपेदिक, गले या फेफड़े का कैंसर आदि प्रमुख रोग हैं। यहाँ इस संदर्भ में केवल सामान्य रोगों का वृत्तांत और उपचार दिया जाएगा। असाध्य रोगों का उपचार विशेषज्ञों पर छोड़ना ही श्रेयस्कर रहेगा।

टॉन्सिल फूलना और दर्द

टॉन्सिल हमारे गले के नीचे दोनों ओर स्थित हैं। ये हमारे शरीर के पहरेदार हैं और गले से होकर भीतर जानेवाले विषाक्त तत्त्वों से शरीर की सुरक्षा करते हैं। ये ज्यादा गरम या ठंडे भोजन, पेय पदार्थों से संक्रमित हो जाते हैं या गरम के बाद ठंडा या ठंडे के बाद गरम पेयों के सेवन से इनमें सूजन, दर्द और संक्रमण हो जाता है। टॉन्सिल को ऑपरेशन द्वारा निकलवा देना एक भारी भूल है। अतः इनका उचित उपचार करवाएँ, नश्तर का प्रयोग न होने दें, क्योंकि ये दोबारा संक्रमित हो जाते हैं और पहलेवाली रोग-स्थिति दोबारा उत्पन्न हो जाती है।

विशेषज्ञों की ऐसी मान्यता है कि बार-बार टॉन्सिल में उपदाह (सूजन), दर्द और संक्रमण होने के कारण उनसे विषाक्त स्राव होने लगता है, जो रक्त के साथ मिलकर हृदय को जानेवाले रक्त को भी विषाक्त कर देता है। कई बार तो ये ग्रंथियाँ इतनी अधिक फूल जाती हैं कि साँस लेना भी दूभर हो जाता है और कई बार प्राण पर भी बन आती है। यह रोग बच्चों, वयस्कों, बूढ़ों, युवकों में से किसी को कभी भी हो सकता है; परंतु अधिकतर यह सिगरेट पीनेवालों, ठंडे पेय, मिर्च-मसाला सेवन करनेवालों को अधिक होता है। वैसे, इसके लिए कोई भी समय, एक कारण, आयु या लिंग के विषय में निश्चित रूप से कहना संभव नहीं।

इस रोग में सिरेमिक चुंबकों का प्रयोग करें—उत्तरी ध्रुव बिंदु LI-4 पर दाईं ओर और दक्षिणी ध्रुव बाईं ओर के गरदनवाले भाग पर लगाएँ। टॉन्सिल के दोनों ओर बाहरी तौर पर नीला चुंबकीय तेल लगाएँ। उत्तर ध्रुवीय चुंबकीय जल से गरारा करें, ताकि दर्द और सूजन कम हो। खाने में केवल नरम और तरल पदार्थों का ही सेवन करें। तंबाकू का किसी भी रूप में सेवन वर्जित है। आसुत जल का प्रयोग करें और अधिक गरम या ठंडे भोजन या पेय पदार्थों से परहेज करें। कम बोलें, परंतु ऊँची आवाज में कदापि न बोलें।

खाँसी

खाँसी कोई स्वतंत्र रोग नहीं, बल्कि अन्य रोगों से जनित एक लक्षण है। अकेली खाँसी अनेक रोगों की जननी है। यदि समय से उपचार न कराया जाए तो यह विकराल रूप धारण कर नाक, गले, श्वास यंत्र, श्वास नली, फेफड़े आदि से उत्पन्न होनेवाले रोगों का कारण बन सकती है। सूखी खाँसी में किसी उत्तेजक पदार्थ के सेवन से इसका दौरा उठता है। ऐसा गले के किसी संक्रमण, टॉन्सिल के दर्द और फूलने, आवाज रुँधने आदि से होता है। कई बार बलगम गले में फँस जाता है और प्रकृति ऐसे जमे या फँसे बलगम को गले से निकालने के लिए खाँसी का सहारा लेती है। ब्रोंकाइटिस, फेरिंजाइटिस, टॉन्सिलाइटिस डिफ्थीरिया, दमा आदि कारणों से भी खाँसी हो सकती है। पहले कारणों को जानिए, उसके बाद कारण दूर करने के उपाय करें। इससे रोग के लक्षण और स्वयं रोग दूर हो जाएगा।

उच्च या मध्यम शक्ति के चुंबकों का रोगी की दोनों हथेलियों पर प्रयोग करें। जैसे-जैसे रोग का शमन होता जाए, उसी अनुपात में अंतराल बढ़ा दें। दोनों ध्रुवों के चुंबकीय जल को मिश्रित करके दिन में तीन बार एक-एक खुराक दें। शरीर की गरम, सर्द, बर्फीली और बरसाती हवाओं से पूरी तरह सुरक्षा करें, क्योंकि ऋतु परिवर्तन में खाँसी हो जाना साधारण बात है।

प्रतिश्याय/जुकाम (Catarrh/Coryza)

यह प्रायः सर्दी या बरसात के मौसम में होता है। सबसे पहले नाक में खुजली के साथ सुरसुराहट होती है, पानी बहने लगता है। बाद में यही श्लेष्मा के रूप में गाढ़ा होकर जम जाता है, जिस कारण नाक में अवरोध होने से साँस लेने में कठिनाई होती है। ज्यादा जोर लगाकर श्लेष्मा निकालने के प्रयत्न से कानों में दर्द और आँखों से पानी बहना शुरू हो जाता है। मस्तक में दर्द और हलका ज्वर होने से सारे शरीर में दर्द फैल जाता है। ऐसी अवस्था में गले में बलगम फँस जाने से गला रुँधने लगता है। पाँच-छह दिन में उपचार करने से रोग शांत हो जाता है। यह प्रायः ऋतु परिवर्तन के समय, बरसात में भीगने, ठंडी हवा लगने या गरम-सर्द होने पर होता है; परंतु कभी-कभी गरमी के दिनों में भी अधिक ठंडे पेय के सेवन से हो सकता है। अतः ऋतु के अनुकूल कपड़े पहनें, अन्यथा रोग बढ़ सकता है।

रोग को शांत करने के लिए मध्यम शक्ति के उत्तरी और दक्षिणी ध्रुवों के चुंबक निर्देशानुसार दोनों हथेलियों पर प्रयोग करें। छोटे अर्धचंद्र के आकार के सिरेमिक चुंबकों को नाक पर लगाएँ। ऐसा लगभग पाँच मिनट तक करें। यदि रोग

शांत न होता दिखे तो संध्या के समय भी दोनों प्रकार के चुंबकों का प्रयोग करें। इसके अलावा, रोगी को चुंबकीय जल की तीन खुराक का सेवन कराएँ।

दमा (Asthma)

पुरानी कहावत है कि दमा दम (श्वास) के साथ ही जाता है, अर्थात् दमा एक बार किसी को ग्रसित कर ले तो जीवन की अंतिम साँस तक चलता है। परंतु यह कथन पूरी तरह सच नहीं। विविध चिकित्सा-प्रणालियों में इस हठी और दुरूह रोग का अब स्थायी उपचार खोजा जा चुका है। इसी कारण दमा के कारण होनेवाली मौतें नगण्य ही हैं। अब रोगी इस रोग से स्थायी या अस्थायी रूप से मुक्ति पा सकते हैं।

दमा के अनेक कारण हैं, जिनमें ऋतु-परिवर्तन, खाने की कुछ विशेष चीजें, गरमी-सर्दी-बरसात में रोग बढ़ना, गरमी में प्रायः लक्षणों का अभाव, किसी विशेष भोज्य-पेय पदार्थ, जानवर, पक्षी, धूल, धुआँ, अंधड़, दवा, रसायन, जल के कारण एलर्जी। वास्तव में दमा एक एलर्जिक प्रतिक्रिया है, जिसके उपरिलिखित या अन्य अनेक कारण भी हो सकते हैं।

दमा रोग के प्रधान लक्षण हैं—ऑक्सीजन की पर्याप्त मात्रा फेफड़ों में न जाने के कारण साँस रुँधना या साँस न ले सकना, बलगम (श्लेष्मा) का गाढ़ा होना और उसका फेफड़े से गले तक पहुँचना, खाँसी (दम घुटनेवाली) बार-बार होने पर भी बलगम फँसा होने के कारण घड़-घड़ की आवाज होना, बेचैनी, ठंडा और कमजोर कर देनेवाला पसीना होना, कभी-कभी हलका ज्वर भी होना, छाती, कंधे, गले और माथे में दर्द, पूरे शरीर में थकावट आदि। एक बार बलगम निकल जाए तो सभी दोष एवं लक्षण दूर हो जाते हैं और रोगी पहले की तरह स्वस्थ, प्रसन्न, तरोताजा एवं हलका महसूस करता है। दम घुटनेवाली स्थिति में यदि 'इनहेलर' का प्रयोग कर लिया जाए तो कोई हानि नहीं। इससे रोग की अवधि कम हो जाती है और अनावश्यक शक्ति भी नष्ट नहीं होती। बीच के अंतराल में चुंबक चिकित्सा के उपाय करके दीर्घकालिक या स्थायी लाभ प्राप्त किया जा सकता है।

दमा की नई और पुरानी अवस्थाओं में सुबह दोनों हथेलियों पर चुंबक लगाने चाहिए। संध्या के समय LIV-1 सूचीभेदन बिंदु (यानी कंधे की अस्थि के नीचे) उत्तरी ध्रुववाला सिरेमिक चुंबक दाईं ओर लगाएँ और दाएँ निप्पल (स्तन) के 3-4 सेंटीमीटर नीचे अर्थात् बिंदु ST-18 पर सिरेमिक चुंबक का दक्षिणी ध्रुव लगाएँ। यह प्रयोग काफी लंबी अवधि तक करना चाहिए, विशेषतः जब तक पूरा आराम न हो।

सर्दी के दिनों में छाती की मालिश, रात को हलका भोजन या केवल तरल

गरम पदार्थ लें। जो भी खाना या पीना हो, वह शाम के 6–7 बजे तक खा लिया जाए, ताकि 10 बजे तक सोया जा सके। ठंडा पेय कभी न लें। तुरंत लाभ के लिए रोगी को चुंबकीय माला पहनाएँ।

ब्रोंकाइटिस

श्वास की नली के चारों ओर फेफड़े फैले हैं, जो पीठ की ओर से रीढ़ की हड्डी से जुड़े हैं। फेफड़ों में वायु नली से परे जो वायु–पथ (Air passages) हैं, उनमें दोनों ओर 'ब्रोंक्स' होते हैं। इन्हीं ब्रोंक्स में कफ जम जाने के कारण श्वास रोग हो जाता है, जो बाद में ब्रोंको–निमोनिया का रूप धारण कर ज्यादा भयावह हो जाता है।

आमतौर पर श्वास–नलिकाएँ सूज जाती हैं, गले में खारिश होती है, खाँसी आते समय गले एवं छाती में भयानक पीड़ा होती है, बलगम जम जाने या आसानी से न निकल पाने की हालत में दम घुटने लगता है, पसीना आ जाता है और ज्वर भी हो जाता है। छोटी नलिकाओं में बलगम कड़ा होकर जमने लगता है और साँस लेने में कठिनाई अनुभव होती है। कई बार शरीर का रंग नीला पड़ जाता है। ऐसा प्राय: ऑक्सीजन की कमी के कारण ही होता है और इसी कारण फेफड़े न फैल सकने के कारण श्वास–पथ में जीवनदायिनी शक्ति का ह्रास होने लगता है। यदि यह रोग बच्चों या वृद्धों को हो जाए तो स्थिति और भी गंभीर हो जाती है। इसलिए ऐसे रोगियों का उपचार किसी योग्य और अनुभवी चिकित्सक से ही करवाना चाहिए।

रोगी का बलगम जितना बाहर निकलता है, उसे उतना ही आराम महसूस होता है। खाने में रुचि नहीं रहती, बुखार 103° या इससे अधिक भी हो सकता है, जिस कारण बहुत घबराहट होती है। जीभ पर गंदी गाद (मैल) जम जाती है और गले की ध्वनि भारी व कर्कश हो जाती है।

चुंबक का प्रयोग रोग की स्थिति को देखते हुए करें। रोगी की दोनों हथेलियों पर तीन से पाँच मिनट तक दोनों ध्रुवों के चुंबक रखें। गले में चुंबकीय माला पहनाएँ। चुंबकीय जल दिन में तीन बार पीने को दें। सामान्य शोथ होने पर दोनों ध्रुवों का जल मिलाकर पिलाएँ (दिन में तीन बार)। यदि श्वास नली में सूजन है तो दक्षिण ध्रुवीय चुंबकीय जल दिन में तीन बार पिलाएँ। सर्दी से रोगी को बचाएँ।

निमोनिया

यह रोग खाँसी या जुकाम का ठीक से उपचार न करने के कारण या रोग

लंबे समय तक खिंचने के कारण होता है। इसमें दोनों ही फेफड़े प्रभावित होते हैं, किंतु बायाँ फेफड़ा अधिक प्रभावित होता है। इसके लक्षण कई बार ब्रोंकाइटिस और ब्रोंको-निमोनिया के समान लगते हैं; परंतु यदि सभी के लक्षणों का ठीक से अध्ययन कर लिया जाए तो दुविधा नहीं होती।

इस रोग में प्रायः 102°-104° डिग्री तक ज्वर होता है और बुखार कँपकँपी से शुरू होता है। रोगी को यकायक पसीना आता है और सर्दी लगने लगती है। फेफड़े जकड़ जाते हैं। यह रोग क्रमशः धीरे-धीरे बढ़ता है। छाती में दर्द, जुकाम, खाँसी आदि लक्षण देखने में आते हैं; रोगी बार-बार प्यास लगने से पानी पीता है। इसके अलावा पसलियों में जकड़न व वेदना होती है। रोग की तीव्र और गंभीर स्थिति में सन्निपात (Delirium) होने की संभावना बढ़ जाती है।

इस रोग में उपचार ब्रोंकाइटिस की भाँति ही किया जाता है। रोग और रोगी की अवस्थानुसार दोनों ध्रुवों का प्रयोग दोनों हाथों की हथेलियों पर करें। उसे चुंबकीय माला गले में पहनाएँ। दिन में तीन बार उत्तरी और दक्षिणी ध्रुवों के जल को मिलाकर पिलाएँ। रोगी को तरल, सादा व गरम भोजन दें। दही, खट्टा, ठंडा पेय या भोजन, मिर्च-मसाला, सिगरेट, तंबाकू का प्रयोग न करने दें। शरीर को ठंडक से बचाएँ।

पाचन-तंत्र संबंधी रोग

अम्ल पित्त (Acidity)

इस रोग में भोजन ग्रहण करने के बाद सीने में जलन, खट्टी डकारें, मितली और वमन से रोगी परेशान हो जाता है। वमन हो जाए तो काफी राहत मिलती है। यदि जी मिचलाए, परंतु वमन न हो तो ऐसी अवस्था में जबरन वमन करा देना चाहिए। जिनके शरीर में पित्त अधिक बनता है, यह रोग उनको अधिक होता है। जो लोग अधिक तला हुआ, गरिष्ठ, चिकनाई-युक्त, मसालेदार भोजन करते हैं, वे प्रायः इस रोग से पीड़ित होते हैं। अधिक मांस-मछली, अंडा, बीयर एवं शराब का सेवन करनेवालों को भी यह रोग सताता है।

इस रोग में प्रायः खट्टा पानी मुँह में आता रहता है। इससे मुँह का स्वाद भी कड़वा और अम्लीय हो जाता है। कई बार पेट में दर्द, बेचैनी, जीभ पर मैल की तह जम जाती है। वमन में पीले रंग का अम्लीय प्रकृति का तरल निकलता है। यदि रोग पुराना हो जाए तो पेट, अन्न की नली एवं गले और श्लैष्मिक झिल्लियों में सूजन होने से अनेक अन्य लक्षण भी देखने में आते हैं। यह रोग गैस्ट्रिक अल्सर का कारण भी माना गया है।

इस रोग से छुटकारा पाने का तरीका यह है कि रोगी की बाईं हथेली पर चुंबक का दक्षिणी ध्रुव और दाईं हथेली पर उत्तरी ध्रुव पाँच मिनट तक लगाएँ। दोनों ध्रुवों के जल मिलाकर तीन-चार बार पीने को दें।

इस रोग में रोगी को घी, चिकने पदार्थ, मिर्च-मसाले, मांट-मछली, अंडे, बीयर-शराब और अम्लीय प्रकृति के फल-सब्जियों से परहेज रखना चाहिए। उसे पपीता, मौसंबी, माल्टा, मीठा सेब, नीबू पानी, नारियल पानी आदि का सेवन करना चाहिए। भोजन में केवल मूँग या मसूर की दाल, साबूदाना, दलिया, ककड़ी, खीरा, घीया, तोरई आदि का सेवन करें। वैसे बंगाल के डॉक्टर नारियल पानी को बहुत तरजीह देते हैं। कुछ ने तो केवल इसी का सेवन कराकर, रोगी को उपवास पर रखकर आशातीत सफलता प्राप्त की है। यह सामान्य नियम न मानकर अपवाद-स्वरूप ही समझा जाना चाहिए।

अजीर्ण या अपच (Indigestion, Dyspepsia)

अपच के अनेक कारण हैं, जैसे—भूख लगने पर न खाना, बार-बार खाते रहना, भले ही भूख न हो, भूख लगने पर इतना अधिक खा लेना कि पेट फूल जाए और साँस लेने में भी कठिनाई हो। हमने इससे पहले अम्ल पित्त की चर्चा की है, जो इस रोग का भी एक लक्षण है। वस्तुतः अम्ल पित्त के अन्य सभी लक्षण इस रोग के भी सहायक उपसर्ग हैं। अजीर्ण एक व्यापक रोग है, जिसके ठीक न होने पर पूरे शरीर की रासायनिक प्रक्रिया बिगड़कर अन्य अनेक रोगों को भी जन्म देती है। नियमित समय पर उचित और अपेक्षित मात्रा से अधिक खाना, अनावश्यक तौर पर गलत खाना, असमय खाना, गला-सड़ा-बासी भोजन, अधिक चिकनाईवाला भोजन, फास्ट फूड, पिज्जा, बर्गर, मांस-मछली, शराब-बीयर, सिगरेट या तंबाकू का अधिक प्रयोग, ऋतु-विरुद्ध आहार, गरम के बाद ठंडा भोजन या पेय पदार्थ का सेवन, आवश्यकता से अधिक सोना या जागना, यथेष्ट विश्राम न करना, लगातार काम करते जाना या अकर्मण्य और आलस्य भरा जीवन आदि ऐसे रोगों के कुछ लक्षण हैं, जिनका इस रोग से गहरा और सीधा संबंध है।

अजीर्ण के रोगी प्रायः खट्टी-कड़वी डकार आने, पेट में वायु रुकने, आध्मान, उबकाई, मितली या वमन, पेट में दर्द, डकार न आने के कारण वायु का रुक जाना, कब्ज या अतिसार या आँव-युक्त या खूनी पेचिश, बेचैनी, छाती पर बोझ की अनुभूति, हृदय की तेज धड़कन आदि लक्षणों से पीड़ित रहते हैं। रोग की जीर्ण अवस्था में हर्निया, एपेंडिसाइटिस, गैस्ट्राइटिस, पेप्टिक या गैस्ट्रिक अल्सर,

खूनी या बादी बवासीर सरीखे रोगों से ग्रस्त होते देखे गए हैं। याद रखें, जिसको पाचन-विकार है, उसका सारा शरीर ही रोग-युक्त हो जाता है, कारण कि भोजन ठीक प्रकार से न पचने के कारण बहुत से लाभकारी एंजाइम और रस ठीक प्रकार से नहीं बन पाते, जिससे पूरे शरीर की कार्य-प्रणाली और कार्यक्षमता पर कुप्रभाव पड़ना निश्चित है। प्राय: सभी रोगी जानते हैं कि किस कारण से उन्हें अजीर्ण की समस्या उत्पन्न हुई है। अत: जिस कारण से दोष पनपा है, सबसे पहले उसी का निवारण करके स्थिति सामान्य करने का प्रयत्न करें। बीमारी को अनदेखा करके अवहेलना करना या जान-बूझकर बदपरहेजी करते जाना, समय रहते किसी डॉक्टर को न दिखाना, दिखाने के बाद भी दवा नियमित और उचित समय पर न लेना, मनमानी करना, डॉक्टर के निर्देशों की जाने-अनजाने में अवहेलना करना आदि ऐसे कारण हैं, जो रोग को अधिक उग्रता प्रदान करते हैं।

इस स्थिति में ऐसे रोगी को दाईं हथेली पर चुंबक का उत्तरी ध्रुव और बाईं हथेली पर दक्षिणी ध्रुव पाँच-पाँच मिनट तक सुबह प्रयोग करना चाहिए। चुंबक की शक्ति, उसका कितने समय तक, किस समय और किस प्रकार से प्रयोग करना है—इन सब बातों के लिए रोगी की आयु, रोग की वर्तमान स्थिति, उसकी तीव्रता आदि पर ध्यान देना होगा। इस संबंध में किसी योग्य चुंबक चिकित्सक से दिशा-निर्देश और मार्गदर्शन लेना उपयुक्त होगा। रोगी को छह-छह घंटे के अंतर से चुंबकीय जल (दोनों ध्रुवों का मिश्रित) का सेवन कराएँ। यह मात्रा चार-चार बार भी दी जा सकती है।

रोगी को हलका, सुपाच्य और बिना घी या चिकनाईवाला सादा भोजन दें। मिर्च-मसाले, तेल, अधिक कड़वा, खट्टा भोजन, ठंडा जल, शराब, मांस-मछली, अंडे आदि से परहेज करें। अधिक गरम या ठंडे जल का सेवन न करें। भोजन में चोकर का अधिक प्रयोग करें। दलिया, खिचड़ी, साबूदाना, हरी व पत्तेदार ताजा सब्जी, बिना मलाई का दूध और दही, नारियल का पानी, पपीता, मौसंबी, संतरा, सेब, अंगूर, चीकू आदि का प्रयोग सीमित मात्रा में अवश्य करें। यदि संभव हो तो सप्ताह में दो बार आंशिक या एक बार संपूर्ण व्रत करें अथवा केवल फल या उनके रसों पर व्रत रखें। ध्यान रहे, परहेज ही इस हठी रोग का प्रधान सहायक उपचार है। कब्ज की हालत में रात को एक चम्मच त्रिफला चूर्ण या ईसबगोल की भूसी उसी मात्रा में दूध (गरम) के साथ लें।

पेट में दर्द (Gastralgia)

भोजन ठीक प्रकार से न पचने, पेट में गैस जमा होने, असमय भोजन करने, अधिक चिकनाईवाला गरिष्ठ भोजन लेने से भोजन देर से पचता है और पेट में प्राय: दर्द हो जाता है। कई बार पेट में फोड़ा या अल्सर होने से भी दर्द होता है। कई बार रुचि-विरुद्ध, ऋतु-विरुद्ध भोजन लेने से भी दर्द हो जाता है। दस्त होने से, मरोड़ उठने, जुलाब की दवाएँ लेते रहने से भी ऐसा हो सकता है। पेट में कीड़े होने के कारण भी दर्द हो सकता है।

ऊपर लिखे कारणों में से एक या अनेक कारण इस रोग को जन्म देते हैं। लक्षणों और रोग की प्रकृति से कारण का निर्णय प्राय: हो जाता है। इसलिए सबसे पहले कारण का पता लगाकर उसका उपचार करें तो मूल रोग स्वत: शांत हो जाएगा। प्राय: देखा गया है कि पेट से गैस निकलने, दस्त होने, डकार आने से दर्द में राहत महसूस होती है। कई बार कोष्ठबद्धता (कब्ज) और इसके कारण मल की गाँठें बनने से भी दर्द हो जाता है। छोटे बच्चों में पेट में गैस बनने से भी दर्द हो सकता है। कारण अनेक होने से कई बार यह निर्णय करना प्राय: असंभव हो जाता है कि मूल कारण क्या है, क्योंकि एक से अधिक कारण मिश्रित रूप से वेदना पैदा कर सकते हैं।

रोगी की दाईं हथेली के नीचे उत्तरी ध्रुव और बाईं हथेली के नीचे चुंबक का दक्षिणी ध्रुव पाँच-पाँच मिनट तक रखें। दोनों ध्रुवों का मिश्रित जल उसे सेवन करने को दें।

सुपाच्य व हलका भोजन, जिसमें तेल-घी-मिर्च-मसाला न हो, दें। पीने को गरम जल या बिना बर्फ का सोडा वाटर दें। मांस एवं शराब आदि से परहेज रखें। जब तक दर्द पूरी तरह शांत न हो, उसे कुछ भी खाने को न दें। दीर्घकालीन उपाय यही है कि रोगी सप्ताह में दो-तीन बार व्रत रखे और केवल दूध, दही, साठी चावल, नारियल का पानी, फलों का रस ही ले।

यदि दर्द शांत न हो तो गरम पानी की बोतल से सेंक करें या पेट पर हलकी मालिश करें। रोगी को बाईं करवट लेटने को या मुँह के बल लेटने, थोड़ा चलने-फिरने के लिए उत्साहित करें। ऐसा करने से गैस प्राय: निकल जाती है और आराम मिलता है।

अतिसार (Diarrhoea, Loosemotions)

इस रोग में पतले व पानी की तरह दस्त होते हैं। पेट में दर्द भी हो सकता है।

पेट में एकत्र वायु के संचित होकर इधर-उधर घूमने से कई बार यह निर्णय करना कठिन हो जाता है कि गुदा से वायु निकलेगी या दस्त होगा। रोग की जीर्ण स्थिति में मल और पेशाब के साथ खनिज लवण शरीर से निकल जाते हैं, कमजोरी बहुत हो जाती है और शरीर में ऐंठन होने लगती है। बार-बार दस्त आने से रोगी का शरीर प्राय: प्राणहीन और बुझा-बुझा सा हो जाता है। पाचन-शक्ति क्षीण-सी हो जाती है।

जिन लोगों को अजीर्ण की शिकायत होती है, उनका पाचन इतना कमजोर हो जाता है कि वे जो भी खाते हैं, दस्त के द्वारा निकल जाता है। पेट की मांसपेशियाँ असमय और उलटा-सीधा खाते रहने से पाचन की प्रक्रिया दोष-युक्त हो जाती है। दूषित, बेमौसम के और कच्चे फल खाने, बीयर पीने, सड़ा-गला-बासी भोजन करने, जरूरत से अधिक खाने, तला हुआ और मसालेदार भोजन करने से दस्त लग जाते हैं। जुलाब की दवाएँ (Purgatives/Laxatives) आदतन लेते रहनेवालों को दस्त की शिकायत अकसर बनी रहती है। यह रोग कहीं भी, किसी समय, किसी भी आयु के व्यक्ति को हो सकता है। अत: इसका उपचार पूरे परहेज, नियम और सावधानी से करना चाहिए।

जिगर का ठीक से काम न करना, दोष-युक्त भोजन, पित्त और वायु की अधिकता, आंत्रशोथ, संग्रहणी, पेचिश आदि भी इसके कारण होते हैं। कारण की भिन्नता से इस रोग की अनेक कोटियाँ हैं; जैसे—कफज अतिसार, पित्तज अतिसार, आमाशय अतिसार, यकृत अतिसार, आंत्रशोथ अतिसार, पेचिश आदि।

इस रोग का उपचार भी ठीक वैसा ही है जैसा कि पेट दर्द के संदर्भ में बताया गया है। इन सभी उपायों पर अमल करते हुए घर से बाहर बने किसी भी भोज्य या पेय पदार्थ का सेवन न करें, क्योंकि इससे संक्रमण की संभावना अधिक रहती है। दूसरे—मैदा, बेसन, जौ, ज्वार, बाजरा, पालक, आलू, बैंगन, भिंडी, अरवी का सेवन कष्टकाल में न करें। चावल, मट्ठा, काली तोरई, घीया, कद्दू, प्याज, पुदीना, धनिया, पत्तेवाली गोभी, परिश्रुत (Distilled) जल या उबालकर ठंडा किया गया पानी ही सेवन करें। ऋतु-विपरीत भोजन न करें। व्यक्तिगत स्वच्छता पर विशेष ध्यान दें। कई बार हाथ के नाखूनों में फँसी मैल भोजन के साथ पेट में चली जाने के कारण भी यह रोग होता है।

बवासीर (Piles)

इसे 'अर्श' के नाम से भी जाना जाता है। यह रोग दो प्रकार का होता है—बादी यानी सूखी और खूनी। इसका प्रधान कारण कब्ज (कोष्ठबद्धता) माना गया है। जब

कब्ज रहने के कारण मल कड़ा हो जाता है तो रोगी को बड़ी कूँथन (Tenesmus) होती है और वह मल-त्याग के समय अत्यधिक जोर लगाता है, जिससे गुदा का कोमल मार्ग छिल जाता है और खून बहने लगता है। बस, इसी को अर्श या खूनी बवासीर कहते हैं। इसके विपरीत जब बाकी लक्षण तो ऊपरवाले ही रहें, परंतु खून न बहे तो इस रोग को सूखी या बादी बवासीर कहते हैं।

दूसरी अवस्था में मस्से हो जाते हैं और उनसे खून कड़े मल की रगड़ के कारण बहने लगता है। मस्से गुदा के अंदर या बाहर किसी भी स्थान पर हो सकते हैं। पहली अवस्था को बवासीर और दूसरी को बाहरी बवासीर कहते हैं। कई बार ज्यादा जोर लगाने के कारण मस्से भीतर से बाहर गुदा-मुख पर आ जाते हैं। इससे रोगी को असहनीय पीड़ा होती है, खून बहता है, मल कड़ा होने के कारण देरी से बाहर निकलता है। एक बार मस्से गुदा से बाहर निकल आएँ तो फिर दोबारा अंदर नहीं जा सकते। मस्से के बाहर आ जाने पर रोगी न तो चैन से बिना पीड़ा के बैठ सकता है और न ही चल सकता है। बैठने पर मस्सों पर दबाव पड़ने से, चलने से रगड़ और परस्पर संपर्क हो जाने के कारण उनसे रक्त का स्राव होने लगता है, जिससे शरीर क्रमशः कमजोर होता चला जाता है।

चुंबक का प्रयोग करते समय रोगी की आयु, अवस्था और रोग की वर्तमान स्थिति अन्य सहकारी उपसर्गों (Concomitant symptoms) को अवश्य ध्यान में रखें। रोगी के पाँवों के तलवों पर क्रमशः दाएँ एवं बाएँ चुंबक का उत्तरी और दक्षिणी ध्रुव लगाएँ। गुदा के निचले भाग पर चुंबक का उत्तरी ध्रुव लगाएँ। पीने के लिए दोनों ध्रुवों का जल मिलाकर छह-छह घंटे के अंतराल पर दें।

उपचार शुरू करने से पहले रोगी की कब्ज दूर करें, जिसके लिए यदि आवश्यक हो तो एनिमा दे दें, ताकि अवरोध हटकर शौच आसानी से हो जाए। रात के समय त्रिफला चूर्ण या ईसबगोल की भूसी पाँच-दस ग्राम दूध के साथ दें। यदि उचित समझें तो दूध में एक चम्मच देसी घी भी डालकर मिला दें, ताकि चिकनाई के कारण मल आसानी से गुदा से बाहर आ सके या दूध में अरंड का तेल पाँच-दस मि.ली. मिलाकर दें।

उत्तेजक और हानिप्रद वस्तुएँ, जैसे—चाय, कॉफी, कोको, मिर्च-मसाले, गरम पदार्थ, गरिष्ठ भोजन, मांस-मछली, अंडे, तंबाकू, दस्तावर दवाएँ एकदम बंद कर दें। दूध तथा दूध के उत्पाद सीमित मात्रा में लिये जा सकते हैं, परंतु अति प्रयोग हर अवस्था में वर्जित है। शराब, जिन, व्हिस्की, बीयर आदि से भी दूर रहें। संक्षेप में, सात्त्विक, स्वच्छ और निर्दोष भोजन दें।

साठी के चावल, चने और गेहूँ के आटे की रोटी, हरी व पत्तेदार सब्जियाँ, धनिया एवं पुदीना का प्रयोग करें। परिश्रुत जल और गूदेदार फलों, जैसे—पपीता, केला, सेब, नारंगी, अंगूर का प्रयोग अनुशंसित है। खीरा, ककड़ी, परवल, आलू, भिंडी, तोरई, पालक (जिन्हें मूत्र मार्ग की पथरी बनने की शिकायत हो, उनके लिए उपयुक्त नहीं), अरवी आदि का प्रयोग करें।

याद रहे कि जीर्ण अवस्था में पहुँचने पर बवासीर अनेक उपद्रव पैदा करने में समर्थ है; जैसे गुरदे में फोड़े या भगंदर, कैंसर, गुदाभ्रंश, गुदा का फट जाना आदि। इस रोग में सबसे पहले प्राकृतिक उपायों द्वारा कब्ज को दूर करें, फिर खून के स्राव को रोकें। वैसे खून का रोकना प्रथम प्राथमिकता होनी चाहिए; हालाँकि इस रोग की जड़ तो कब्ज ही है।

पेट की सूजन (Gastritis)

भोजन सबसे पहले आमाशय में पहुँचता है। इस दौरान विभिन्न पाचक रस भी इसमें मिलते रहते हैं, जिससे भोजन के पाचन में सहायता मिलती है। कई बार हम जाने-अनजाने कुछ ऐसे हानिकार पदार्थ खा जाते हैं, जिससे भोजन की पाचन प्रक्रिया धीमी पड़ जाती है और उसमें विष का अंश आ जाता है। कई बार अम्ल की अधिकता से भी पेट की कोमल व बारीक झिल्ली और पेट की दीवार में व्रण उत्पन्न हो जाते हैं और उनमें सूजन आ जाती है।

मादक द्रव्यों, शराब, चरस, गाँजा, हशीश, अफीम, कोकीन आदि के सेवन या ज्यादा तंबाकू का सेवन करने से भी पेट में सूजन हो जाती है। रोग का उपचार न होने और पुराना हो जाने पर पेट में विभिन्न प्रकार और आकार के व्रण (Ulcer) हो जाते हैं।

रोगी को तेज दर्द होता है, जलन होती है, पाचन-क्रिया बिगड़ जाती है। रोग की जीर्ण स्थिति में पानी भी नहीं पचता। जो भी खाया-पिया जाता है, वमन द्वारा बाहर निकल जाता है। जी मिचलाना, हलका ज्वर, छाती में जलन, कब्ज या अतिसार, पेट का भारी होना आदि लक्षण देखने में आते हैं। रोग अधिक पुराना हो जाने पर पेट में अल्सर हो जाता है, जिसका वर्णन आगे किया जाएगा। उलटी होना एक साधारण लक्षण है।

उक्त स्थिति से निपटने के लिए रोगी की हथेलियाँ उत्तरी व दक्षिणी ध्रुवों पर रखवाएँ और पीने को दोनों ध्रुवों का जल मिलाकर दें। कोई परेशानी न हो तो रोगी अपना सामान्य कार्य पूर्ववत् कर सकता है; परंतु लगातार काम न करे, बीच-बीच

में थोड़े अंतराल के बाद विश्राम कर ले। इससे शरीर को भी आराम मिलेगा।

रोगी के पेट पर मिट्टी की पट्टी बाँधें। यह पट्टी कैसे तैयार करनी है, इसकी विधि किसी प्राकृतिक चिकित्सक से जान लें। कब्ज है तो कुनकुने पानी का एनिमा प्रयोग करें या रात को ईसबगोल की भूसी या त्रिफला चूर्ण 5 से 10 ग्राम कुनकुने दूध या पानी से लें। ठोस खाद्य पदार्थ न लें, बल्कि ताजा और हरी सब्जियों का सूप या फिर फलों का रस लें। गरम भोजन और पेय पदार्थों से परहेज करें। इस रोग में बचाव के उपायों का चिकित्सा से कहीं अधिक महत्त्व है।

पेट का फोड़ा (Gastric Ulcer)

इस रोग के कारण भी प्रायः पेट की सूजन के समान ही हैं। जो लोग अधिक मात्रा में मिर्च-मसाले, चाट, चटपटी, तली हुई, गरिष्ठ चीजें, अधिक खटाई या खटाई-युक्त पदार्थों का सेवन करते हैं, वही इस भयंकर रोग से प्रायः ग्रस्त होते हुए देखे गए हैं। यदि ऊपर लिखे कारणों के साथ रोगी शराब एवं नशीले पदार्थों का लगातार और अधिक मात्रा में सेवन करे तो रोग और जल्दी प्रकट हो जाएगा।

इस रोग में भोजन करने के एकाध घंटे बाद पेट में दर्द होता है और उत्तरोत्तर उसकी तीव्रता बढ़ने लगती है। छाती में जलन, बेचैनी, पेट में भयानक पीड़ा, पेट में सूई चुभने के समान दर्द और वमन होना आदि प्रधान लक्षण हैं।

रोगी की आयु एवं रोग की स्थिति को ध्यान में रखते हुए पाँच मिनट तक चुंबक का उत्तरी ध्रुव रखें। दोनों ध्रुवों का मिश्रित जल पीने को दें।

पेट के अल्सर में कोई भी गरम पेय या भोज्य पदार्थ देना वर्जित है। दूध भी बिना मलाई के, उबालकर, ठंडा करने के बाद दें। कुछ दिन फलों का रस और सब्जियों का सूप या रस दें। मिर्च-मसाला, मिठाई, मावा से बनी चीजें, दूध के उत्पाद, खटाई आदि देना बंद कर दें।

मधुमेह (Diabetes Mellitus)

मधुमेह का अर्थ है—अत्यधिक मधु-युक्त (चीनी-युक्त) पेशाब बार-बार होना। यह एक बहुआयामी और लंबा चलनेवाला रोग है, जिसके बारे में सबसे अधिक अनुमान, अटकलें और परिकल्पनाएँ प्रचलित हैं। दुर्भाग्य से इस रोग के बारे में रोगी को पता ही नहीं चलता और पता भी तब चलता है, जब रोगी डॉक्टर के पास आँख की जाँच करवाने, चर्म में खुजली या फोड़े-फुंसी, बार-बार पेशाब जाने, प्यास और भूख अधिक लगने की शिकायत लेकर जाता है। सुविज्ञ डॉक्टर

पहले मूत्र की परीक्षा करवाता है। यदि मूत्र में शुगर की मात्रा हो तो खून का परीक्षण कराकर यह निश्चित करने का प्रयत्न करता है कि रोग किस अवस्था तक पहुँचा है। फिर खाली पेट और पुनः खाना खाने के दो घंटे बाद खून की जाँच की जाती है। उसके बाद पूर्णतया निश्चित स्थिति मालूम करने के बाद सुचारु रूप से उपचार शुरू किया जाता है। यह विषय इतना जटिल और विस्तृत है कि इस पर पूरी पुस्तक लिखी जा सकती है और अनेक पुस्तकें लिखी भी जा चुकी हैं।

मधुमेह के मुख्य लक्षण हैं—बार-बार पेशाब जाना, पेशाब की मात्रा सामान्य से अधिक होना, रात को भी उठकर पेशाब जाना, बार-बार भूख लगना और अधिक मात्रा में भोजन करने पर भी शरीर का वजन उत्तरोत्तर कम होते जाना, चमड़ी का सूखापन, खुजली होना और विशेषकर गुप्तांगों व जाँघों की तहों में अधिक खुजलाहट, घाव का शीघ्र न भरना, सामान्य कमजोरी और शक्तिहीनता की अनुभूति आदि।

रोग की जीर्ण अवस्था में स्मरण शक्ति का क्रमशः ह्रास, गुरदों का काम न करना, हृदय की विकार-युक्त क्रिया, नाड़ियों में रक्त-प्रवाह सामान्य न होने से न्यूरोपैथी के लक्षण उत्पन्न होना, खून और पेशाब में ग्लूकोज की मात्रा बढ़ जाना। मधुमेह ही केवल ऐसा हठी और जटिल रोग है, जो शरीर के हर अंग पर कुप्रभाव डालकर उनकी कार्यक्षमता उत्तरोत्तर कम करता जाता है।

एक कड़वा सच यह है कि मधुमेह पर नियंत्रण तो किया जा सकता है, किंतु इसे समूल नष्ट नहीं किया जा सकता। भोजन पर नियंत्रण करके इसपर काबू पाया जा सकता है। उपचार भी तभी प्रभावी होगा, जब भोजन पर नियंत्रण होगा। बच्चों एवं गर्भवती महिलाओं का उपचार और अधिक सावधानी से करना चाहिए।

समय-समय पर पेशाब और रक्त में शर्करा (शुगर) की जाँच करवाते रहना चाहिए, ताकि वस्तुस्थिति स्पष्ट रहे। रोगी को अपनी आँख, चमड़ी, पाँव, हृदय, मस्तिष्क की जाँच भी वर्ष में एक बार तो अवश्य करवानी चाहिए। इंसुलिन लेनेवालों को इसकी मात्रा, पुनरावृत्ति और भोजन के विषय के अपने चिकित्सक से संपर्क बनाए रखना चाहिए। आपात-स्थिति में अपने चिकित्सक से तुरंत परामर्श करें। यदि कोई अन्य समस्या न हो तो मधुमेह रोगी को सुबह-शाम क्षमतानुसार सैर करनी चाहिए। योगासन, योग संबंधी क्रियाएँ, साधारण व्यायाम, खुली हवा में लंबी साँस लेना, हरी घास पर नंगे पाँव घूमना आदि ऐसे साधारण उपाय हैं, जो मधुमेह के नियंत्रण में सहायक होते हैं। निठल्ले बैठकर जीवन न बिताएँ। अपने को किसी काम में व्यस्त रखें। ध्यान रखें, तनाव मधुमेह को बढ़ाने का मुख्य कारक है। इससे आपका रक्तचाप भी बढ़ेगा। दिल और दिमाग पर बुरा असर पड़ता है। अतः तनाव,

चिंता और मानसिक कुढ़न से सदैव बचने का प्रयत्न करें। जो रोगी घर से बाहर नहीं जा सकते, वे घर के अंदर ही सहने योग्य व्यायाम, ध्यान, योग आदि कर लें।

दोनों पाँवों के तलवों पर रोजाना चुंबक लगाएँ। बिंदु K-5 पर उत्तरी ध्रुव और UB-20 पर चुंबक का दक्षिणी ध्रुव लगाएँ। दिन में छह-छह घंटे के अंतर पर चुंबकीय जल दें। बेहतर होगा, किसी योग्य चुंबक चिकित्सक से सारी प्रक्रिया पूछकर ही प्रयोग करें, क्योंकि गलत करने से तो न करना ही बेहतर है।

जिगर संबंधी रोग

यकृत (जिगर या लीवर) पाचन संस्थान का प्रमुख अंग है। इसका काम ऊर्जा यानी ग्लूकोज को सँजोकर रखना है, ताकि जब शरीर को ऊर्जा की आवश्यकता पड़े तो जिगर उसे पूरा कर सके। जिगर में पित्त पैदा होता है, जो जिगर के साथ सटी पित्त-नलिका से शरीर में पहुँचता है। पित्त भोजन के पाचन में मदद करता है और मल को पीला रंग भी पित्त ही प्रदान करता है। जब पित्त अधिक मात्रा में बने, परंतु शरीर उसका उपयोग न कर पाए तो यही बढ़ा हुआ पित्त पीलिया का कारण बन जाता है। पीलिया एक भयंकर रोग है, जिस पर तुरंत काबू पाना चाहिए।

यदि यकृत में फोड़ा हो जाए तो इसका साइज बढ़ जाता है। यदि कैंसर बढ़ जाए तो भी यकृत बढ़ जाता है। रसौली के कारण भी यही स्थिति होती है। यकृत को शरीर की रसायनशाला भी कहा गया है। मधुमेह के रोगियों में यकृत का खराब होना एक साधारण बात है।

यकृत की किसी भी बीमारी में मध्यम शक्ति, उच्च शक्ति के चुंबक का प्रयोग दशानुसार रोजाना प्रातः यकृत-प्रदेश पर करना चाहिए। (उत्तरी ध्रुववाला शक्तिशाली चुंबक प्रायः रखा जाता है)। शाम के समय LIV-3 बिंदु पर उत्तरी ध्रुव दाएँ पैर पर और बाएँ पैर पर चुंबक का दक्षिणी ध्रुव रखना चाहिए, अर्थात् अँगूठे और बड़ी उँगली के बीच के स्थान पर। रात को सोने से पहले सूजनवाली जगह पर नीला चुंबकीय तेल लगाएँ। दिन में तीन या चार बार चुंबकीय जल भी पिलाएँ।

रोगी को घी, तेल, तला व मसालेदार भोजन, शराब, तंबाकू, भारी दुग्ध पदार्थ, मलाई आदि कतई न दें। केवल पपीता और नारियल का पानी या नीबू पानी दें। खाने में साबूदाना, मूँग-चावल की खिचड़ी कम मात्रा में दें। रोगी को पूरा विश्राम करना चाहिए।

किसी भी रोगी को जब मलेरिया बुखार हो जाता है तो इस रोग में श्वेत कण रक्त में कम होने लगते हैं। इसी कमी को पूरा करने के लिए जिगर को क्रियाशील

होकर अधिक मात्रा में श्वेत कणों का निर्माण करना पड़ता है, जिस कारण इसका आकार बढ़ जाता है। इस प्रकार तिल्ली द्वारा उत्पादित अधिक संख्या में श्वेत कण रक्त को इस योग्य बना देते हैं कि वह मलेरिया ज्वर के रोगाणुओं का सामना करके उनसे शरीर की रक्षा कर सके।

कई बार संक्रमण के कारण तिल्ली का आकार बढ़ जाता है। ऐसी अवस्था में रोगी की हथेलियों व तलवों पर उचित शक्ति के चुंबक का प्रयोग करें और छह-छह घंटे के अंतराल पर चुंबकीय जल भी पीने को दें।

विविध प्रकार के ज्वर

ज्वर चाहे किसी भी प्रकार का हो, प्रकृति का शरीर से विषाक्त तत्त्वों को बाहर निकालने का एक साधन है। जिस प्रकार दर्द कई प्रकार के होते हैं, ठीक उसी प्रकार ज्वर भी कई प्रकार के होते हैं। किसी भी ज्वर का जो आधारभूत कारण होता है, उसी के आधार पर ज्वर का नामकरण और वर्गीकरण हो जाता है। आगे के पृष्ठों में प्रत्येक प्रकार के ज्वर का संक्षेप में वृत्तांत दिया जाएगा, ताकि भेद स्पष्ट हो जाए।

मलेरिया ज्वर

इसे बंगाल में जूड़ी-ताप कहते हैं। यह बुखार वर्षा ऋतु के बाद आक्रांत करता है। बरसात में जमा हुए गंदे पानी से मच्छर पैदा होते हैं, जिनमें क्यूलेक्स, एनाफिलीज आदि प्रजातियाँ हैं, जिनके द्वारा मलेरिया के कीटाणु स्वस्थ आदमी के शरीर में प्रविष्ट होते हैं। हमारे देश में कई क्षेत्र तो मलेरिया क्षेत्र घोषित हैं, अर्थात् हर बरसात के बाद वहाँ अधिकांश लोगों को मलेरिया ज्वर होना एक नियम-सा ही बन गया है। इन्हें Endemic Malarial Regions भी कहा जाता है (अर्थात् मलेरिया प्रवण या प्रभावित क्षेत्र)।

जिस व्यक्ति को मलेरिया के मच्छर काटते हैं, उसे सर्दी लगने से भीषण कँपकँपी होती है, दाँत बजने लगते हैं; भले ही उसके ऊपर कितने ही गरम कपड़े डाल दिए जाएँ, उसकी ठंड और कंपन कम होने का नाम नहीं लेती। देह में भयानक दर्द के साथ प्यास बहुत लगती है। कई बार तो दस्त, तीव्र सिर दर्द, शरीर में अकड़न, बेचैनी आदि लक्षण भी उत्पन्न होते देखे गए हैं। परंतु पसीना आने के बाद सभी परेशान करनेवाले लक्षण स्वतः समाप्त हो जाते हैं और रोगी को राहत मिल जाती है।

यह ज्वर लगातार नहीं रहता, बल्कि रुक-रुककर होता है, इसीलिए इसे विषम या सविराम ज्वर भी कहा जाता है। यह ज्वर दौरे के रूप में प्रकट होता है। प्लासमोडियम नामक ज्वराणु के काटने पर यह ज्वर प्रायः होता है। मलेरिया प्रायः हर रोज, हर तीसरे दिन या चौथे दिन होता है। इन्हीं लक्षणों के आधार पर इसके भिन्न नाम रखे गए हैं। प्लामोडियम मच्छर की अनेक जातियाँ होती हैं। यदि एनाफिलीज जाति का मच्छर काटे तो मलेरिया के जीवाणु उस स्वस्थ व्यक्ति में भी फैल जाएँगे, जिसे यह मच्छर काटता है। जो लोग दलदलवाले गंदे पानी एवं गरम इलाकों में रहते हैं, उन्हें यह रोग अधिक होता है। इसके सामान्य लक्षण हैं—ठंड लगना, कँपकँपी, शरीर में ऐंठन, तेज ज्वर, प्यास अधिक लगना, सारे शरीर में भयानक पीड़ा, अकड़न आदि।

मलेरिया की शंका होने पर खून की जाँच करने पर पता लगता है कि बुखार किस प्रकार का है। जो कुनैन आदि दवाओं का सेवन पहले ही कर लेते हैं या एंटीबायोटिक्स ले लेते हैं, उनके खून की जाँच में रोग के कीटाणुओं के होने का पता नहीं चलता; क्योंकि दवाएँ रोग के लक्षण दबा देती हैं। फिर भी, प्राप्त लक्षणों के आधार पर ज्वर के प्रकार का निर्णय किया जा सकता है।

जब बुखार में ठंड लगे और अन्य लक्षण भी प्रस्तुत हों तो रोगी के सूचीभेदक बिंदु GV-14 पर उत्तरी ध्रुव और LI-11 पर चुंबक का दक्षिणी ध्रुव लगाएँ। चुंबक की शक्ति और चुंबक लगाने की अवधि का आधार रोगी की आयु, वर्तमान स्वास्थ्य और रोग की दशा पर आधारित होना चाहिए। प्रारंभ में दो-दो घंटे के बाद रोगी को चुंबकीय जल पिलाएँ। स्थिति में सुधार होने पर दवा चार-चार घंटे के बाद दें।

इस रोग से बचने के लिए मच्छर मारनेवाली दवाओं का जमा हुए गंदे पानी पर छिड़काव करना चाहिए। रात को सोते समय मच्छरदानी का प्रयोग अवश्य करें। हाथ-पाँव एवं मुँह को ढँककर सोएँ। बेहतर होगा कि पूरी बाजू का कुरता और पाँव तक लंबा पाजामा पहना जाए। घर के आस-पास पानी जमा न होने दें। पानी की नालियों को फिनायल का प्रयोग करके साफ रखें।

टायफाइड ज्वर

इसे आंत्रिक ज्वर (Enteric fever) भी कहते हैं। इस रोग का मुख्य कारण बेसिलस टायफोसस जीवाणु है, जिसके काटने से टायफाइड के जीवाणु रक्त द्वारा शरीर में प्रवेश कर जाते हैं। इस रोग में पाचन-क्रिया बिगड़ जाती है, जिगर बढ़ जाता है और शरीर पर लाल रंग के छोटे-छोटे दाने उभर आते हैं। मक्खियाँ जब

मल, मूत्र, जल, लार, दूध आदि पदार्थों पर बैठती हैं तो उनके काटने से इस ज्वर के विषाणु रक्त द्वारा मनुष्य के शरीर में प्रवेश कर उसे रुग्ण कर देते हैं। वास्तव में इस ज्वर के जीवाणु दूध, मक्खन आदि में बड़ी तेजी से उत्तरोत्तर बढ़ते चले जाते हैं। जब ये जीवाणु शरीर में प्रवेश करते हैं तो इनकी संख्या में वृद्धि होने लग जाती है, जिससे रक्त विषाक्त होकर सारे शरीर को दूषित कर देता है।

इस रोग के मुख्य लक्षण इस प्रकार हैं—रोगी की भूख मिटना, शरीर सुस्त और आलसी होना, ऊँघने की वृत्ति पनपना, सिर दर्द, बदन में पीड़ा, बुखार, उलटी होना आदि। बुखार सुबह की अपेक्षा शाम के समय 101°-102° तक हो जाता है।

घर के अन्य लोगों को इस रोग से बचाना चाहिए। रोगी की थूक, मल-मूत्र, वमन में फिनायल या कोई अन्य दवा मिलाकर पानी में बहा दें या गड्ढा खोदकर दबा दें। रोगी को गरिष्ठ या ठोस खाद्य पदार्थ न दें, बल्कि ताजे फलों का रस और दूध ही दें। रोगी का इधर-उधर घूमना वर्जित है, बल्कि उससे चारपाई पर ही पूरा आराम करने को कहें। कोई उत्तेजक पदार्थ खाने या पीने को न दें। यदि बुखार तीन दिन तक सामान्य रहता है तो रोगी को दूध में पावरोटी के बारीक टुकड़े डालकर खाने को दें या अंडा मिला दूध भी दे सकते हैं।

यदि बुखार कम न हो रहा हो तो रोगी के माथे और कनपटियों पर नीला तेल लगाएँ। सुबह रोगी के तलवों पर शक्तिशाली चुंबक लगाएँ। शाम को LI-11 बिंदु पर और GV-14 पर चुंबक का प्रयोग करें—अर्थात् दक्षिणी ध्रुव बाईं कुहनी पर और उत्तरी ध्रुव दाईं ओर (GV-14 पर)। एक बोतल को उबलते पानी से धोने के बाद उसमें समान मात्रा में ठंडा और उत्तरी ध्रुव का जल मिला लें। इस मिश्रित जल की एक-एक खुराक दो-दो घंटे के बाद रोगी को पिलाएँ। रोगी की वैयक्तिक शुद्धता और कमरे की सफाई का ध्यान अवश्य रखें।

डेंगू ज्वर (Dengue Fever)

इसे कमरतोड़ बुखार (Break Bone Fever) भी कहा जाता है। यह भयानक रोग है, जिसकी कभी अनदेखी नहीं की जानी चाहिए। जैसे ही रोग का निदान हो जाए, उसी समय उपचार शुरू कर देना जरूरी है, अन्यथा कई बार भीषण परिणाम निकल सकते हैं।

यह एक वायरल रोग है, जो एडीज (Aedes Aegypti) नामक मच्छर के काटने से होता है। इसका संक्रमण काल पाँच-सात दिन का होता है। इसमें कमर, पुट्ठों व जोड़ों में इतना भयानक दर्द होता है कि रोगी करवट भी आसानी से नहीं

ले सकता। सारे शरीर में वेदना होने से रोगी बेहाल और बेचैन हो उठता है। गला संक्रमित हो जाता है, तेज बुखार होता है, शरीर पर लाल रंग के दाने निकल आते हैं। शुरू में लक्षण अधिक स्पष्ट नहीं होते, परंतु दो-तीन दिन के बाद रोग अपने चरम पर आ जाता है। कई रोगियों के नाक व गले से रक्तस्राव होने लगता है। यह एक गंभीर लक्षण है। ऐसे रोगी को तुरंत अस्पताल में दाखिल करा देना ही समझदारी है, अन्यथा मृत्यु भी हो सकती है। रोग के समाप्त होने पर रोगी बहुत कमजोर हो जाता है और सामान्य दैनिक कर्म भी करने में कठिनाई का अनुभव करता है। ऐसी हालत में पूरा आराम करना ही बेहतर रहता है।

सबसे पहले ताप और वेदना को कम करने का यत्न करें। तरल पेय पदार्थ दें। जब ज्वर कम हो जाता है तो उद्‌भेदों (Eruptions) से छिलके सूखकर उतरने लगते हैं, जिन्हें जला दें या जमीन में गाड़ दें। रोगी की आयु और रोग की अवस्था को ध्यान में रखते हुए दोनों ध्रुवों के चुंबक लगाएँ और दोनों ध्रुवों का जल दिन में तीन-चार बार पिलाएँ। उद्‌भेदों पर कोई टेल्कम पाउडर लगाएँ। बुखार के दौरान कोई खाद्यान्न से बने पदार्थ न दें। बस, केवल ग्लूकोज, उबला हुआ पानी और फलों का रस दें। बुखार समाप्त होने के भी दो-तीन दिन बाद तक केवल सूप और फलों का रस दें, फिर इसके बाद धीरे-धीरे अनाज देना शुरू करें।

निमोनिया ज्वर

निमोनिया के विषय में पहले ही लिखा जा चुका है, अतः दोहराने की आवश्यकता नहीं। यहाँ केवल निमोनिया-जनित ज्वर का ही वर्णन किया जाएगा। वैसे यह श्वास और फेफड़ों का रोग है, जिसमें बलगम फेफड़ों में फँस जाने से अवरोध हो जाता है और साँस लेना कठिन हो जाता है। मुख्यतः यह ज्वर सर्दी लगने या सर्दी के मौसम में ही होता है। परंतु कभी-कभी गरमी में भी इसका उपद्रव होता है। अन्य लक्षणों के अलावा इसमें बुखार 102°-103° तक हो जाता है, छाती एवं फेफड़ों के दोनों ओर दर्द और जकड़न, खाँसी, बलगम का रंग जंग जैसा, बलगम निकालने के लिए जोर लगाने के कारण कई बार बलगम के साथ खून भी आ जाता है। खून गले या फेफड़े से आता है, नाड़ी की गति तेज हो जाती है। चेहरा तमतमाने के कारण लाल हो जाता है, वमन होता है, सर्दी लगने के कारण शरीर में कँपकँपी होती है। यदि नाक में गिल्टियाँ (Poly Pi) हो जाएँ तो साँस लेने में कठिनाई होती है और रोगी मुँह से साँस लेने को विवश हो जाता है। इसमें ज्वर हो जाता है, जिसे नासा ज्वर (Nasal fever) कहा जाता है।

यदि समय रहते उपचार न किया जाए तो रोग विकट रूप धारण कर जान को खतरे में डाल सकता है। हर हालत में रोगी को ठंड से बचाएँ, बलगम सुगमता से निकलने का उपाय करें, भोजन पर विशेष सावधानी बरतें। रोगी को पूरा आराम दें, उसके सिर के नीचे सामान्य से ऊँचा तकिया रखें, समय-समय पर करवट बदलते रहें, ताकि हर समय सीधा लेटने की स्थिति से उसे बचाया जा सके।

रोगी की दोनों हथेलियों पर शक्तिशाली चुंबक लगाएँ। ऐसा दो बार करें। दिन में चार बार पीने को चुंबकीय जल दें। छाती का दर्द कम करने के लिए दक्षिण ध्रुवीय या लाल तेल से छाती पर मालिश करें। ठोस भोजन दें; बल्कि दूध, अंडा, मांस का शोरबा, अर्ध-तरल और अन्य तरल पेय दें; परंतु कोई ठंडी चीज न दें। गरम पानी का ही प्रयोग करें।

फ्लू-जनित ज्वर

फ्लू एक संक्रामक रोग है। रोगी की खाँसी और नाक छिड़कने से जो श्लेष्मा बाहर निकलता है, वह स्वस्थ व्यक्ति को भी बीमार कर सकता है। इस रोग में पहले सर्दी या सर्द-गरम हो जाने से नाक से पानी बहना शुरू होता है, नाक में खुजली होती है, बुखार हो जाता है, गले में खारिश और दर्द होने लगता है। दो-चार दिन में बलगम गाढ़ा हो जाता है, जिससे साँस लेने में कठिनाई और खाँसी होती है। बलगम निकल जाने पर राहत मिलती है, पर रोगी की देह में भयंकर पीड़ा होने से बेचैनी रहती है। नाक बार-बार पोंछने पर लाल हो जाती है। अधिक जोर से छींकने के कारण कानों में दर्द होने लगता है।

उत्तरी और दक्षिणी ध्रुवों के चुंबक क्रमशः दाईं व बाईं हथेलियों पर लगाएँ। छोटे आकार के अर्द्ध-चंद्राकार सिरेमिक चुंबक नाक के बाहर लगाएँ। दिन में छह-छह घंटे के अंतराल पर चुंबकीय जल पिलाएँ।

भोजन सादा (Bland diet) दें। ठंडे पेय और जल न दें, बल्कि उबालकर ठंडा किया हुआ पानी पीने को दें। उत्तेजक पदार्थ से परहेज रखें। फलों का रस थोड़ा कुनकुना करके पिलाएँ। दो-तीन ग्राम दालचीनी का चूर्ण गरम दूध में मिलाकर पीने को दें। रोगी को खाँसते और छींकते समय रूमाल नाक और मुँह पर रखने को कहें। उसे स्नान दो-तीन दिन न कराएँ। आवश्यक हो तो गरम पानी से स्पंज करवा दें। रोगी को रोग के दौरान पूरा आराम करने को कहें।

सामान्य ज्वर

इस प्रकार का ज्वर अधिक श्रम करने, थकावट, वर्षा में भीग जाने, सर्दी लग जाने, सूर्य की गरमी या अन्य किसी कारण से भी हो सकता है।

यदि सर्दी लगने के कारण बुखार हो जाए तो शरीर को ठंडी हवाओं से बचाएँ। गरमी के कारण रोग हो तो माथे पर ताजे पानी की पट्टी थोड़ी-थोड़ी देर बाद बदलते रहें। ऐसी हालत में बर्फ की बोतल या थैली या बर्फ के पानी का प्रयोग कदापि न करें, अन्यथा दिमाग की नाड़ियाँ सुन्न हो जाएँगी। यदि वर्षा के पानी में भीगने से ज्वर हो तो गीले कपड़े फौरन उतार दें, तब शरीर को सूखे तौलिए से पोंछने के बाद सूखे कपड़े पहन लें। ये सभी उपाय ज्वर बढ़ने नहीं देते। यदि मौसम के अनुसार कपड़े पहने जाएँ तो ऐसे सभी प्रकार के ज्वरों से सुरक्षा हो सकती है। ध्यान रहे कि माथे पर पानी की पट्टी तब रखें, जब ज्वर 102°-103° तक या उससे अधिक बढ़ने लगे। बुखार कम होने लगे तो पट्टी रखना बंद कर दें। ये सभी उपाय बुखार को शांत करने में मदद करते हैं। गरमी में गरम और सर्दी में कभी ठंडे पेय न दें।

यदि ऊपर लिखे उपायों से ज्वर कम न हो तो रोगी की अवस्था और स्थिति के अनुसार चुंबक के उत्तरी और दक्षिणी ध्रुवों का हथेलियों पर प्रयोग करें। दोनों ध्रुवों का मिला हुआ पानी रोगी को छह-छह घंटे के अंतर पर दें। पानी की पट्टी का प्रयोग चुंबक लगाने से पहले ही कर लें, चुंबक लगाने के दौरान या चुंबक लगाने के बाद कभी न करें। रोग और मौसम के अनुसार ही हलका व सादा भोजन दें। वैसे, यदि एक समय उपवास कर लिया जाए तो और भी बेहतर रहेगा।

हर प्रकार के ज्वर के लक्षण अलग-अलग होते हैं। इसलिए ज्यादा ध्यान लक्षणों पर दें और निर्णय हो जाने के बाद ही अपेक्षित एवं उचित उपाय करें। उपचार के साथ खान-पान, उपचार की प्रक्रिया, उचित विश्राम पर भी बराबर ध्यान दें। प्रयत्न करें कि रोगी का मन प्रसन्न रहे, उसकी शारीरिक शक्ति का ह्रास न होने पाए, रोग गंभीर स्थिति में न पहुँचे और रोगी का मनोबल बना रहे।

मूत्र मार्ग की पथरी

पथरी कहीं बाहर से शरीर में नहीं आती; बल्कि हम जो खाते-पीते हैं, उन्हीं पदार्थों से पथरी बन जाती है। पथरी के तीन मुख्य रूप या प्रकार हैं—कैल्सियम ऑक्जीलेट्स की पथरी, यूरेट्स की पथरी, फॉस्फेट्स की पथरी। सबसे कड़ी यूरेट्स की, फिर ऑक्जीलेट्स की होती है और सबसे कम कड़ी पथरी फॉस्फेट्स की होती है।

पथरी गुरदा, मसाना, मूत्र मार्ग की नलियों या मूत्र-त्याग के पथ और मसाने की मूत्र बाहर करनेवाली ट्यूब में हो सकती है। यदि पथरी छोटे आकार की है तो वह स्वयं ही मूत्रमार्ग से बाहर निकल जाती है। यदि पथरी का आकार बड़ा और नुकीला है तो उसके गुरदे, मूत्र मार्ग या मूत्राशय से आसानी से निकल न पाने के कारण भयानक पीड़ा होती है और रोगी बुरी तरह कराहता व छटपटाता है। जब तक मूत्र प्रवाह सामान्य रहता है, कोई लक्षण प्रकट नहीं होते; लेकिन जब वह गुरदे, मूत्र नली या मूत्राशय से निकल नहीं पाती तो असहनीय पीड़ा होती है, रोगी बेचैन हो जाता है, दर्द उत्तरोत्तर बढ़ने लगता है, पेशाब बहुत दर्द के साथ बूँद-बूँद करके थोड़ा-थोड़ा निकलता है या कतई नहीं निकलता; परंतु कूँथन (Tenesmus), पेशाब की लगातार हाजत (Urgency) होने के कारण बार-बार पेशाब करने जाता है, तिस पर भी कुछ बूँद ही पेशाब निकल पाता है या बिलकुल ही नहीं निकलता।

यदि पथरी का आकार बड़ा हो और वह गुरदे, मसाने या मूत्र नली में एक ही जगह पड़ी रहे तो कमर, पेड़ू और मूत्र नली में रुक-रुककर हलका दर्द होता है। पथरी निकल जाने पर सभी लक्षण शांत हो जाते हैं और रोगी को राहत मिलती है। जब पथरी ऐसे किसी स्थान से रगड़ खाकर निकलती है तो पेशाब में खून आ जाता है या मूत्र मार्ग में घाव हो जाते हैं।

यहाँ पथरी का साधारण और सामान्य उपचार बताया जा रहा है, किसी विशेष प्रकार का नहीं—यह वर्णन बाद में इसी अध्याय में किया जाएगा।

चुंबकों का स्पर्श दोनों तलवों पर कराएँ। रोगवाले स्थान पर चुंबक का दक्षिणी ध्रुव लगाएँ। यदि आवश्यकता पड़े तो चुंबकीय पेटी (बेल्ट) का प्रयोग भी किया जा सकता है। पेशाब का प्रवाह बढ़ाने के लिए चुंबकीय जल, नारियल का पानी, सत्तू का शरबत, सोडा वाटर, जौ का पानी एवं सादा जल उचित मात्रा में दें। चुंबकीय जल का मिश्रण दो-दो घंटे के बाद भी दिया जाना चाहिए। कोई ठोस पदार्थ खाने को न दें, केवल तरल पदार्थ ही दें। पथरी निकल जाने के बाद रोगी को पर्याप्त मात्रा में पानी पीने को दें, ताकि यदि कोई छोटा-मोटा पथरी का टुकड़ा अभी तक फँसा हो तो वह भी पेशाब के साथ बाहर निकल जाए और पेशाब का सामान्य प्रवाह पुनः स्थापित हो जाए। ये सभी सहायक उपाय हैं, जो रोग की भयावहता को कम करने में सहायक हैं और रोग की अवधि भी कम करते हैं।

गुरदे की पथरी

गुरदे शरीर के वे अत्यंत महत्त्वपूर्ण अंग हैं, जो हानिकारक पदार्थों को छानकर

(फिल्टर कर) पेशाब के द्वारा शरीर से बाहर निकाल देते हैं। जो तत्त्व शरीर के लिए लाभदायक और आवश्यक होते हैं, उन्हें संरक्षित कर गुरदे फिर रक्त में वापस भेज देते हैं, ताकि उनका उपयोग शरीर के पोषण के लिए हो सके। गुरदे जब रोग से ग्रस्त होते हैं और ठीक प्रकार से कार्य नहीं करते तो यही विजातीय एवं हानिकर तत्त्व पेशाब से बाहर निकलने की बजाय रक्त में पुनः मिल जाते हैं और उसे विषाक्त (Toxify) करके पूरे शरीर की रासायनिक और अन्य प्रक्रियाओं को विषाक्त करने के बाद अनेक प्रकार के रोगों का मार्ग प्रशस्त कर देते हैं।

जब पथरी गुरदे में एक ही जगह पड़ी रहती है, इधर से उधर, ऊपर से नीचे या नीचे से ऊपर भ्रमण नहीं करती तो कमर में मामूली या हलका दर्द और भारीपन होता है। गुरदे में जब पथरी हिलती-डुलती है तो असहनीय और भयानक पीड़ा होती है। पथरी का दर्द कमर के पीछे से शुरू होकर मूत्र मार्ग से होता हुआ अंडकोश, लिंग/योनि या जाँघों की ओर जाता है। यह दर्द रह-रहकर और फड़कनमय होता है, जैसे कि नाड़ी की गति होती है (Paroxysmal, Rhythmic and Pulsating Renal Pain)। यदि दर्द सहन न हो और पेशाब भी न आए या रुककर आए तो रोगी को तुरंत अस्पताल ले जाएँ या किसी शल्य चिकित्सक को दिखाएँ। साधारण और घरेलू उपायों से रोग की भीषणता बढ़ जाने से रोगी की जान भी खतरे में पड़ सकती है।

इस रोग के उपाय, उपचार और सावधानियों के विषय में पहलेवाले प्रकरण में लिखा जा चुका है। अतः जो उपाय बताए गए हैं, उनपर अमल करें; परंतु आपातकालीन स्थिति में किसी योग्य चिकित्सक की सेवा प्राप्त करें।

पित्ताशय की पथरी

गुरदे और पित्ताशय की पथरी के रोग के लक्षण प्रायः समान होते हैं, परंतु दूसरी अवस्था में दर्द कम होता है; जबकि गुरदे के संदर्भ में यह दर्द भयानक और तीव्र होता है। पित्ताशय जिगर के साथ सटी हुई एक छोटी सी थैली होती है, जिसमें पित्त बनकर जमा होता रहता है। जब भोजन को पित्त की आवश्यकता होती है तो पित्ताशय में एकत्र पित्त का कुछ भाग जिगर में प्रवाहित कर देता है।

जब पित्त अधिक बनने लगता है, परंतु शरीर उसका उपयोग नहीं कर पाता तो पित्ताशय में छोटे या बड़े आकार की पथरियाँ बनकर जमा होती रहती हैं, जिस कारण पेट के ऊपरी भाग में दर्द होता है। यह इस रोग की जीर्ण अवस्था (Chronik Cholecystitis), जिन कारणों से पित्त पथरी का निर्माण होता है, उन्हें दूर करके रोग से निवृत्ति पाई जा सकती है। यदि दर्द भयानक व लगातार हो और पित्त का

मार्ग ही रुक जाए तो ऑपरेशन द्वारा पथरियाँ निकलवाना ही बेहतर रहता है। कई बार अधिक गल जाने या क्षतिग्रस्त हो जाने से पित्त की थैली ही शल्य-क्रिया द्वारा निकालनी पड़ सकती है। ऐसी स्थिति में कई बार एक ट्यूब लगाकर पित्त-प्रक्रिया को दोबारा चालू किया जा सकता है; पर यह सब सर्जन के विवेक पर निर्भर करता है कि क्या प्रक्रिया अपनानी उचित रहेगी।

अधिक शराब पीने, मांस-अंडा खाने या मिर्च-मसाला खाने से यह रोग बढ़ता है। रोगी का रंग पीला पड़ जाता है, रह-रहकर दर्द उठता है। कई बार पीलिया होने की भी संभावना हो जाती है। रोगी के दोनों तलवों पर चुंबक लगाएँ और दोनों ध्रुवों का जल मिलाकर दिन में तीन-चार बार पिलाएँ। जिस जगह दर्द ज्यादा हो, वहाँ दक्षिणी ध्रुव लगाएँ, वर्णित खाद्य-पेय पदार्थों का सेवन न करें।

गुरदे की सूजन (Bright's Disease or Nephritis)

यह एक भयानक रोग है, जिसकी उपेक्षा कभी नहीं करनी चाहिए और इस रोग का उपचार किसी योग्य चिकित्सक से ही करवाना चाहिए, न कि स्वयं करना चाहिए। किसी प्रकार के ज्वर, पथरी, गुरदे में पानी भर जाने, पेशाब ठीक प्रकार से न होने, किसी प्रकार के संक्रमण से, कोई विषैला पदार्थ या दवा खाने, हानिकारक रसायन का जाने-अनजाने सेवन करने, तेज दवाएँ खाने, डिफ्थीरिया बुखार के विषाणुओं के रक्त में प्रवेश कर जाने से गुरदे में सूजन आ सकती है। गुरदे का कैंसर भी इस रोग का कारण हो सकता है।

सबसे पहले मूत्र का परीक्षण कराएँ और देखें कि उसमें लाल रक्त कण, पस, खून या एलब्यूमिन तो नहीं है। फिर गुरदे की कार्यक्षमता का सोनोग्राफी (अल्ट्रासाउंड टेस्ट) या आई.वी.पी. एक्स-रे द्वारा जाँच करवाकर पता लगाएँ कि गुरदे ठीक से काम कर रहे हैं या नहीं।

मूत्राशय की सूजन (Cystitis)

मूत्र नली में पेशाब बूँद-बूँद करके टपकता रहता है। जब मूत्राशय (Bladder) भर जाता है तो पेशाब करने की इच्छा जाग्रत् होती है। मूत्रस्राव और इसकी इच्छा का मस्तिष्क नाड़ी-तंत्र से सीधा संबंध है। कई बार तो मूत्राशय के मूत्र से भरा रहने पर भी पेशाब करने की इच्छा जाग्रत् नहीं होती। ऐसी स्थिति में पेशाब अनिच्छा से और स्वतः रिसता रहता है। ऐसा मूत्राशय पर नियंत्रण न होने के कारण होता है, क्योंकि मस्तिष्क से मसाने का संबंध टूट जाता है।

मसाने (मूत्राशय) में सूजन के अनेक कारण हैं; जैसे—उपदंश, सूजाक-जनित संक्रमण, कोई अवरोध (Obstructive factors), पेशाब का समय-समय पर स्रवित न हो सकना, मूत्र-त्याग के बाद भी पेशाब बूँद-बूँद कर टपकते रहना और ऐसा लगना कि मसाना पूरी तरह से खाली नहीं हुआ, उसमें अभी भी मूत्र बचा पड़ा है (Residual urine)। मसाने में सूजन के कारण वेदना होती है, जो अंडकोश, पेट, गुदा या गुरदे तक फैल जाती है। मसाना फूल जाता है और उसका आकार भी बढ़ जाता है। मूत्र कम मात्रा में आता है और उसमें बदबू होती है। साथ ही मूत्र में श्लेष्मा या म्यूकस और खून भी मिला हो सकता है। रोगी का जी मिचलाता है। उसे बुखार हो जाता है। मसाने का दर्द ऊपर से नीचे यानी मूत्राशय से पेट या कमर की ओर जाता है। रोगी दर्द की तीव्रता के कारण कराहता है और बेचैनी अनुभव करता है।

रोगी की आयु और रोग की स्थिति को ध्यान में रखते हुए मध्यम या उच्च शक्ति के चुंबक का उत्तरी ध्रुव हथेलियों के नीचे रखें। उसे दोनों ध्रुवों का पानी मिलाकर दो-दो या तीन-तीन घंटे के अंतराल पर दें। घूमने-फिरने और हिलने-डुलने से ऐसा दर्द बढ़ जाता है, अत: रोगी को विश्राम करना ही उचित रहता है।

प्रोस्टेट ग्रंथि की सूजन

प्रोस्टेट ग्रंथि का संबंध पुरुष की सेक्स क्रिया से है। वीर्य स्खलित होने से पहले इससे एक प्रकार का द्रव्य निकलता है, जो वीर्य के साथ मिलकर सेक्स के आनंद और कार्य में सहायक होता है। यह ग्रंथि मूत्र मार्ग में खुलती है और गुदा तक जाती है। सामान्य अवस्था में गुदा में उँगली डालकर इसे महसूस किया जा सकता है। लगभग पचास वर्ष तक इस ग्रंथि के कार्य का हमें पता ही नहीं चलता, न ही साधारण जन इसके बारे में अधिक ज्ञान रखते हैं। जब किसी संक्रमण के कारण इसमें सूजन हो जाती है तो इसका आकार बढ़ जाता है। ऐसी अवस्था में गुदा में उँगली डालकर इसके बढ़े आकार का अनुमान लगाना संभव और सरल हो जाता है।

इस ग्रंथि के बढ़ जाने से मसाने पर दबाव बढ़ जाता है और पेशाब रुक-रुककर दर्द के साथ होता है। कूँथन एवं हाजत प्राय: लगातार होती रहती है और कई बार पेशाब आंशिक या पूर्णतया रुक भी जाता है। जब पेशाब रुकता है तो वह पीछे की ओर ऊपर की तरफ जाकर गुरदे पर अनावश्यक दबाव डालता है, जिससे गुरदे का आकार पानी भर जाने के कारण बढ़कर फैल जाता है। इससे गुरदे काम करना बंद कर सकते हैं। इस रोग में सिहरन जबरदस्त होती है, अंडकोश की सीवन

में भयानक पीड़ा होती है, ज्वर हो जाता है। रोग की पुरानी अवस्था में ऊपर लिखे लक्षण उग्र रूप धारण कर लेते हैं। आपात स्थिति में ऑपरेशन द्वारा प्रोस्टेट ग्रंथि को निकाल दिया जाता है।

रोग और रोगी की अवस्था के अनुसार दाएँ तलवे पर चुंबक का उत्तरी ध्रुव और बाएँ तलवे पर दक्षिणी ध्रुव लगाएँ। चुंबक उच्च शक्ति का ही प्रयोग करें। दोनों ध्रुवों का मिश्रित जल रोगी को तीन-तीन या चार-चार घंटे के बाद पिलाते रहें।

मूत्रावरोध और कष्टकारक मूत्रस्राव (Dysuria and painful micturition)

मूत्र का बिलकुल न आना एक भयंकर लक्षण है, जो इस बात का संकेतक है कि गुरदे ने काम करना बंद कर दिया है। ऐसा प्रायः अनेक कारणों से होता है, जिनमें मुख्य कारण रक्त में यूरिया का बढ़ जाना है। मूत्र यदि गुरदे से होकर मूत्राशय तक तो आ जाए, परंतु बाहर न निकले या निकलते समय भयानक और असहनीय पीड़ा हो तो इसे कष्टकारक मूत्रस्राव कहते हैं। पेशाब के रुकने से मसाना फूल जाता है और पेशाब की हाजत होने के बाद भी पेशाब न आए या यदि आए भी तो प्रवाह खुला न हो, बूँद-बूँद करके टपके तो इसमें दोनों रोगों की स्थितियाँ और लक्षण देखे जा सकते हैं।

इस संक्रमण का कारण है गुरदे में सूजन, मूत्र नली में रुकावट, पथरी का मूत्र मार्ग में होना और रास्ते का रुक जाना, मूत्राशय का प्रदाह, पानी का शरीर में सूख जाना, मिर्च-मसाला, शराब, तेज औषधियों का प्रयोग, मांस आदि का अधिक प्रयोग, कम जल का सेवन। पेशाब के लगातार मसाने में जमा होते रहने के कारण विषाक्त तत्त्व जमा होते रहते हैं और पेशाब यदि आता भी है तो बहुत थोड़ी मात्रा में आता है। तब भयानक पीड़ा होती है, जो मूत्र-त्याग के बाद भी जारी रहती है।

रोगी को अन्न और उत्तेजक पदार्थ न दें, ठंडे पानी से स्नान कराएँ (यदि गरम मौसम हो तो)। रोगी को पानीवाले फल, जैसे कि खरबूजा, तरबूज, गन्ने का रस, नारियल पानी, उबले हुए जौ का पानी, सादा पानी खूब मात्रा में पिलाएँ। खीरा, ककड़ी खाने को दें। चुंबकीय जल दस-दस चम्मच दिन में पाँच-छह बार पिलाएँ। पेट और मसाने पर पानी की पट्टी रखें। बाकी का उपचार ठीक वैसा ही है, जो गुरदे की सूजन के संदर्भ में बताया जा चुका है। यदि रोग कम होता न दिखे तो रोगी को अस्पताल में दाखिल करा दें, अन्यथा रोगी की स्थिति काबू से परे हो जाएगी तथा लक्षण और अधिक उग्रतर हो जाएँगे।

अंडकोशों की सूजन (Swelling of Testicles)

इसे वृषण शोथ (Orchitis) भी कहते हैं। यदि सूजन अधिवृक्क (Epididymis) तक फैल जाए तो इसे अधिवृक्क प्रदाह (Epididymitis) कहा जाता है। अधिवृक्क एक अति लंबी नली है, जो अंडों को वास डेफरेंज से मिलाती है। प्रायः ये दोनों अवस्थाएँ इकट्ठी ही देखने में आती हैं। अंडों में सूजन उपदंश या सूजाक रोगों से जनित संक्रमण के कारण आती है। भयानक दर्द होता है, जो नीचे से ऊपर गुरदे/पेट की ओर जाता है। यह रोग उन बच्चों में अधिक होता है, जिन्हें कनपेड़ा की शिकायत प्रायः परेशान करती है।

इस रोग में मध्यम शक्ति के चुंबक प्रयोग में लाए जाते हैं और अंडाणुओं पर उन्हें सीधा लगाया जाता है। चुंबक का उत्तरी ध्रुव बिंदु CV-2 पर लगाएँ। नीला तेल अंडकोश (Scrotum) पर चुंबक लगाने के बाद प्रयोग करें, अर्थात् रात को सोने से जरा देर पहले। रोगी को सीधा लेटने को कहें और कोई भी उत्तेजक पदार्थ खाने या पीने को न दें। खाने में खिचड़ी, घीया, तोरई की सब्जी दें। पानी अधिक पिलाएँ। बीच-बीच में चुंबकीय जल भी दे सकते हैं।

अंडकोश में पानी भरना (Hydrocele)

इस रोग में जिस थैली में वृषण (Testicles) अवस्थित होते हैं, उसमें पानी भर जाता है और पानी के दबाव एवं वजन से यह थैली आकार में बड़ी होकर लटकने लग जाती है। इस स्थिति में पीड़ा आमतौर पर नहीं होती, परंतु चलने-फिरने में कष्ट अवश्य होता है। इस रोग के मूल कारण के बारे में निश्चित रूप से कुछ कहा नहीं जा सकता।

अंडकोश के दाईं ओर सिरेमिक चुंबक का उत्तरी ध्रुव और दक्षिणी ध्रुव अंडकोश के बाईं ओर लगाएँ। चार-चार घंटे के अंतराल पर चुंबकीय जल पिलाएँ। रोगी को सीधा लिटाए रखें।

मूत्र मार्ग से रक्त जाना (Haematuria)

मूत्र में रक्त गुरदे, मूत्र नली, मूत्राशय या मूत्र नली के मुहाने से आ सकता है। गुरदे से आनेवाला रक्त प्रायः मूत्र आने के बाद आता है; जबकि अन्य स्थानों से आनेवाला रक्त मूत्र करने के पहले आता है। कई बार रक्त मिला हुआ मूत्र भी आता है। इसका कारण चोट, गुरदे और मसाने का ठीक काम न करना है। कई बार संभोग के पश्चात् भी रक्त आ जाता है। कारण जो भी हो, किंतु इसे रोकने

की व्यवस्था पहले करनी चाहिए, अन्य कारणों पर बाद में भी विचार किया जा सकता है। मूत्र मार्ग में पथरी या कैंसर होने के कारण भी रक्तस्राव संभव है। जब मूत्र का रंग काला, चॉकलेट के रंग-सा या मूत्र रक्त युक्त हो तो गुरदे का विकार ही समझना चाहिए।

रोगी के दोनों तलवों पर चुंबक का प्रयोग करें। रक्तचाप यदि अधिक हो तो मध्यम शक्ति के चुंबक प्रयोग करें, अन्यथा उच्च शक्ति के ही करें। रोगी को चुंबकीय जल तीन-चार बार पिलाएँ। ठोस भोजन न दें, केवल तरल पेय ही दें, ताकि मूत्र खुलकर आ जाए और रुकावट एवं अन्य लक्षणों का शमन हो जाए। फलों का रस, तरबूज-खरबूजा, खीरा-ककड़ी, जौ का पानी, नारियल का पानी, उबालने के बाद ठंडा किया गया जल दें। चाय, कॉफी, मिर्च-मसाला, मांस-मछली, अंडा, शराब कतई न दें।

मूत्र मार्ग से मूत्र का सामान्य प्रवाह न होने से जो विषाक्त पदार्थ मूत्र द्वारा शरीर से बाहर निकलने होते हैं, नहीं निकल पाते। वे पुनः शरीर में उपद्रव पैदा कर सकते हैं, जिससे अनेक रोगों का जन्म होता है। अतः मूत्र संबंधी किसी भी रोग और उसके लक्षणों को गंभीरता से लें और यथासमय उनका उपचार करें या करवाएँ। कई बार जरा सी असावधानी और देरी से अन्य उलझनें व समस्याएँ रोगी की स्थिति को और भी गंभीरतर बना देती हैं।

महिलाओं के रोग

रजोदर्शन के बाद प्रत्येक बालिका की जिंदगी का एक नया दौर/पक्ष प्रारंभ होता है। खेद है कि नवयुवतियों को अपने प्रजनन अंगों, उनके कार्य, उनसे संबंधित रोगों, विषम समस्याओं और उलझनों का ज्ञान न होने से कई प्रकार के रोग पनपते हैं। हमारे समाज में व्याप्त संकुचित दृष्टिकोण और रूढ़िगत दकियानूसी धारणाओं एवं मान्यताओं के कारण नवयौवनाएँ अपेक्षित ज्ञान व मार्गदर्शन से जान-बूझकर अँधेरे में रखी जाती हैं। अज्ञान और अपर्याप्त ज्ञान के कारण उनका विवाहित जीवन कष्टमय और समस्या युक्त हो जाता है। अतः घर की बड़ी-बूढ़ी औरतों, माताओं, बहनों, भाभियों या अन्य वयस्क महिलाओं को प्रजनन, मासिक धर्म और सेक्स संबंधी तथ्यों से नाबालिग युवतियों का मार्गदर्शन करके उनके अज्ञान को दूर करना चाहिए। ऐसी मान्यता है कि जिस युवती को मासिक धर्म समय पर, उचित मात्रा में और नियमित होता है, उसे कम रोगों का सामना करना पड़ता है। यहाँ हम महिलाओं से संबंधित केवल उन्हीं रोगों का

उल्लेख करेंगे, जिनका संबंध मुख्य रूप से मासिक धर्म से है। अन्य रोगों का केवल प्रसंगवश ही उल्लेख किया जाएगा।

मासिक धर्म संबंधी कुछ तथ्य

बारह-चौदह साल की बालिका के प्रजनन अंगों (Reproductive organs) का विकास होना शुरू हो जाता है, अर्थात् उसकी बगलों और भग के बाहरी भाग पर बाल उगने शुरू हो जाते हैं। स्तन आकार में फैलने और बड़े होने लगते हैं। भग के अंदर सुरसुराहट। खुजलाहट शुरू हो जाती है और यदि हाथ या कपड़ा छू भी जाए तो सारे शरीर में सनसनी-सी होने लगती है। स्तनों पर जरा सा छू जाना भी अजीब प्रकार की सिहरन, हलका दर्द और उत्तेजना पैदा करता है।

बचपन और शैशव के मिलन काल को वय:संधि काल कहते हैं। यही समय है, जब रजोदर्शन द्वारा भग से खून जाना शुरू होता है। ऐसा माना जाता है कि रजोदर्शन से रजोनिवृत्ति काल (Menopause) की अवधि तीस-पैंतीस वर्ष प्राय: मानी गई है। इसी समय से लड़की के प्रजनन अंगों का विकास शुरू होता है और वह गर्भ-धारण करने की स्थिति में आ जाती है।

रजोकाल (Menstrual period) में रजस्वला स्त्री की योनि से चार दिन तक 16 औंस के लगभग रक्त का स्राव होता है, जो पहले दिन अधिक, दूसरे दिन और अधिक, बाद में तीसरे दिन कम स्राव और चौथे दिन तक सामान्यतया स्राव बंद हो जाता है। मासिक धर्म अट्ठाईसवें दिन प्रतिमाह आरंभ हो जाता है और चार दिन तक रहने के बाद स्वत: समाप्त हो जाता है। रक्तस्राव बंद होने के बाद चार दिन तक अंडाणु डिंबाशय (Ovary) में बनना शुरू हो जाते हैं और चार दिन तक लगातार असंख्यों बनते रहते हैं। इन्हीं चार दिनों में यदि संभोग किया जाए तो गर्भ-स्थापन की संभावना सबसे अधिक होती है। कारण कि डिंबाशय से चलकर डिंब-स्खलन के समय पुरुष के शुक्राणुओं (Sperms) से संपर्क स्थापित कर गर्भ स्थापित कर देते हैं। इन चार दिनों के बाद डिंब बनना बंद हो जाते हैं और पुन: अगले मासिक धर्म की प्रक्रिया चलनी शुरू हो जाती है। गर्भ-स्थापन के बाद मासिक धर्म बंद हो जाता है। यह इसलिए होता है कि गर्भ में स्थित बच्चे का पोषण माता के रक्त से होता है। अत: जो रक्त मासिक धर्म के दौरान बहना होता है, वही गर्भ में पनप रहे बच्चे के विकास और विवर्द्धन के काम आता है। यह प्रकृति का अनोखा नियम है, जिस पर अचंभा होता है।

महिलाओं को होनेवाले मुख्य रोगों की सूची में मुख्यतया नीचे लिखे रोगों को गिना जा सकता है, जिसके विषय में इस अध्याय में चर्चा की जाएगी।

दर्द-युक्त माहवारी (Dysmenorrhola)

विद्वान् लेखक हैरीसन के अनुसार, इस प्रकार की माहवारी के मुख्य कारण का प्रायः पता नहीं। गौण रूप से इस रोग के कारण हो सकते हैं—एक बार माहवारी स्थापित होने के बाद समयावधि की गड़बड़ी हो जाना और इसके मुख्य कारण हैं—योनि में सूजन (योनि की श्लेष्मा झिल्ली में), योनि की मांसपेशियों में ट्यूमर (गिल्टियाँ) होना, रक्तस्राव का मार्ग अवरुद्ध होना और मासिक गड़बड़ियाँ।

वैसे कमजोर महिलाओं को, जिनमें रक्त की कमी रहती है, जिन्हें मानसिक तनाव व कुढ़न झेलनी पड़ती है, जो शरीर से कमजोर हैं, जो प्रायः अकर्मण्य जीवन बिताती हैं, शरीर को आरामतलब बना देती हैं एवं नाजुक मिजाज होती हैं, क्रोधी स्वभाव की और जल्दबाज होती हैं, उन्हें प्रायः इस रोग का सामना करना पड़ता है।

ऐसी महिलाओं को पौष्टिक भोजन करना चाहिए। अपने को किसी काम में व्यस्त रखना चाहिए। भोजन में दूध और उसके उत्पादों, जैसे—मक्खन, घी, पनीर, लस्सी आदि का प्रयोग, हरी व पत्तेदार सब्जियों, फलों का सेवन करना चाहिए। जीवन को कर्मण्य, चुस्त, लचीला और गतिशील बनाए रखना चाहिए। मन को प्रसन्न रखें। यदि मन प्रसन्न है तो अन्य समस्याएँ अपने आप सुलझ जाएँगी।

दोनों ध्रुवों का जल मिलाकर रोजाना कम-से-कम तीन-चार बार सेवन करें। उत्तरी और दक्षिणी ध्रुवों को पाँवों के तलवों पर लगाएँ। इस प्रकार मासिक खुलकर आएगा। रक्तस्राव सामान्य होकर पुनः स्थापित हो जाएगा और कमर दर्द, थकावट, शरीर का गिरा-गिरा रहना, उदासी, खिन्नता, खीझ आदि विकारों से छुटकारा मिलेगा। बेहतर होगा, किसी विशेषज्ञ से परामर्श करने के बाद निर्देशों के आधार पर सुचारु रूप से उपचार किया जाए।

अधिक माहवारी (Menorrhagia)

"रजोकाल में अत्यधिक रक्तस्राव होना, इस स्थिति का संबंध रक्तस्राव के अधिक समय तक होने से नहीं है, बल्कि इस काल में सामान्य से अधिक मात्रा के होने से है। संभवतः इस रोग का संबंध इन कारणों से हो सकता है; जैसे—उच्च रक्तचाप, अंतःस्रावी ग्रंथियों (Endocrine glands) की कार्य-प्रणाली की अनियमित क्रिया, सूजन या गिल्टियाँ (अर्थात् कड़ी या रिसनेवाली रसौलियाँ या

ट्यूमर), वस्ति गह्वर (Pelvic cavity) में सूजन, खून की कमी, गुरदे के रोग और अन्य कई अनेक उपसर्ग।'' (हैरीसन)

दिन में तीन-चार बार चुंबकीय जल का सेवन करें। प्रात: हथेलियों पर चुंबक लगाएँ और शाम के समय SP-6 बिंदु पर चुंबक का उत्तरी ध्रुव दाईं ओर तथा दक्षिणी ध्रुव बाईं ओर लगाएँ। शरीर की शक्ति को बनाए रखने के लिए आयरन-युक्त पालक, चुकंदर, सेब, अंगूर, सूखे मेवे, दूध, मक्खन, पनीर आदि का प्रयोग करें। जब तक स्राव होता है, पूरा आराम करें; परंतु अपनी दैनिक क्रियाएँ स्वयं करें। रोग के विषय में सोचने के स्थान पर अपने को किसी सकारात्मक काम करने में व्यस्त रखें। मन पर तनाव को हावी न होने दें।

माहवारी का न होना (Amenorrhoea)

यह स्थिति कई कारणों से आ सकती है; जैसे—गर्भ-धारण के कारण, जब मासिक धर्म का समापन होता है, दूध के रिसने या स्राव के दौरान, मासिक धर्म शुरू होने से पहले और प्रजनन की प्रक्रिया समाप्त हो जाने पर। कई बार भय, तनाव, सामाजिक, पारिवारिक या वैयक्तिक समस्याओं के कारण भी ऐसा हो जाना संभव है। निश्चित कारण को जाने बिना किसी भी प्रकार का उपचार न किया जाए तो बेहतर रहेगा।

कई बार अंत:स्रावी ग्रंथियों के समुचित रूप से काम न करने, प्रारंभिक मासिक स्राव शुरू होने के बाद एकदम रक्तस्राव होना बंद हो जाना, हाइपोथैलेमस (यह मस्तिष्क का वह भाग है, जो हमारे शरीर के विभिन्न केंद्रों का नियंत्रण करता है; जैसे—ताप, भूख, प्यास, पानी का संतुलन बनाए रखना और सेक्स से संबंधित क्रियाएँ आदि) की कार्य-प्रणाली और कार्यक्षमता में ह्रास, डिंब ग्रंथि में डिंबों की कमी, पिट्यूटरी और थायरॉइड ग्रंथियों से अपेक्षित स्राव की कमी, मधुमेह, मानसिक गड़बड़ियाँ, डिप्रेशन, खाने-पीने की इच्छा न रहना या भोजन से ही विरक्ति (Anorexia nervosa), जो कि महिलाओं में अधिक पाया जाता है, वातावरण में हठात् बदलाव या स्थान का बदलना, जरायु और डिंबाशय को ऑपरेशन द्वारा निकाल देना आदि।

सबसे पहले मूल कारण का पता लगाना जरूरी है। एक बार मूल कारण का पता चल जाए तो उसका निवारण ही इस रोग का उपचार है। बेवजह अटकलें और अनुमान लगाए बिना डॉक्टर को सारी समस्याएँ बताएँ (बिना कोई तथ्य छिपाए) तो रोग का निदान हो जाएगा। वैसे चुंबक चिकित्सा में जो उपाय पहले बताए गए

हैं, उनके विषय में लक्षण विशेष को ध्यान में रखते हुए किसी योग्य और अनुभवी चुंबक चिकित्सक से परामर्श करने के बाद ही उपचार शुरू करें।

अनियमित माहवारी (Irregular menstruation)

इस रोग में मासिक धर्म एक बार ठीक प्रकार चालू हो जाने के बाद या तो समय से पहले या फिर देर से आता है। इसकी शुरुआत या अंत या समय का अंतराल भी कम या ज्यादा हो जाता है। रक्त का स्राव भी कभी कम और कभी बढ़ जाता है, अर्थात् मासिक धर्म असमय, अव्यवस्थित और अनियमित होता है।

यदि रक्तस्राव नियमित समय और सामान्य मात्रा में न हो तो महिलाओं को स्वास्थ्य से संबंधित कई समस्याओं का सामना करना पड़ सकता है; जैसे—कमर व पेड़ू में दर्द, थकावट, शरीर गिरा-गिरा-सा रहना, कब्ज, पेशाब खुलकर न आना, क्रोध और चिड़चिड़ापन, सिर में दर्द या भारीपन, पूरी देह में दर्द, कभी-कभी ज वर होने की अनुभूति आदि। यदि माहवारी समय पर खुलकर होने लग जाती है तो उक्त सभी लक्षणों का शमन हो जाता है।

यह रोग उन स्त्रियों को ही प्राय: होता है, जिनका सामान्य स्वास्थ्य खराब हो, रक्त की कमी हो, भोजन में पौष्टिक तत्त्वों का अभाव हो, मन में चिंता, उद्वेग, कुढ़न और बेचैनी हो, जिनकी जीवन-शैली आरामपरस्त और निठल्ली हो, जो निरर्थक और त्याज्य भोज्य पदार्थों का सेवन करती हों या मादक, उत्तेजक अथवा हानिप्रद वस्तुओं का सेवन आदतन या प्राय: करती हों।

इन कारणों में जो भी रोग को बढ़ानेवाला दिखे, उसे दूर करें। सेक्स में न अधिक डूबें, न ही वितृष्णा पैदा होने दें। कई बार गर्भ के कारण भी माहवारी नहीं होती। इसी रोग में कई बार माहवारी का रक्त आँख, नाक, कान या गुदा से ही स्रावित होने लगता है। इसी को Vicarious menstruation कहते हैं। इस अनियमित माहवारी को भूल से रोग पर्याय समझ लिया जाता है।

यदि रोग गर्भ-धारण के कारण हो तो कोई चिंता न करें, क्योंकि ऐसा होना प्रकृति का नियम है। अत: कोई दवा और उपचार करने की आवश्यकता नहीं। बस, प्रकृति को अपना काम निर्बाध और स्वतंत्र रूप से करने दें। चुंबक के उपचार के लिए डिंब प्रदेश और नाभि के ढाई-तीन इंचवाले निचले स्थान पर चुंबक का उत्तरी ध्रुव लगाएँ। इसी स्थान के ठीक पीछे और कमर की ओर बिंदु UB-23 है। दक्षिणी ध्रुव का चुंबक लगाएँ। इस प्रयोग को केवल सुबह करें और शाम के समय नियमानुसार दोनों पैरों के तलवों पर चुंबक का उत्तरी व दक्षिणी ध्रुव लगाएँ। परंतु

यदि लाभ होता न दिखे तो दोनों तलवों पर दक्षिणी ध्रुव का चुंबक लगाएँ।

उक्त उपचार के साथ पौष्टिक और संतुलित भोजन लें; रसदार और गूदेदार मौसमी फल खाएँ; दूध, पनीर, दही आदि का सेवन करें और मन को चिंता से दूर करने के लिए किसी सार्थक एवं सकारात्मक काम में व्यस्त करें, तनाव और कुढ़न से बचें।

रजोनिवृत्ति काल (Menopausal period or syndrome)

हर एक स्त्री के जीवन में तीन बार में से कोई एक, दोनों या सभी घटनाएँ कष्टदायक होती हैं—जैसे माहवारी का प्रारंभ, पहला बच्चा पैदा होने का समय और माहवारी का समापन। जब महिला की माहवारी का काल तीस-पैंतीस वर्ष हो जाता है तो उसका यह मासिक धर्म समाप्त होने का समय होता है। आयु और अवधि के लिए कोई बँधा नियम नहीं है, क्योंकि हर महिला अपने आप में एक नियम होती है।

माहवारी समाप्त होने के दौरान कुछ महिलाओं में रक्तस्राव एकदम बंद हो जाता है, कुछ को काफी देर रुका रहने के बाद फिर चालू हो जाता है और फिर लंबे समय तक बंद रहता है, परंतु पुनः चालू हो जाता है। इसलिए इस रोग को बँधे-बँधाए लक्षणों की सीमा में रखना उचित न होगा।

माहवारी बंद होने का यह वह समय होता है, जब डिंब-ग्रंथियों में डिंब की उत्पत्ति बंद हो जाती है या समय पर नहीं होती। ऐसी हालत में महिला गर्भ-धारण के योग्य नहीं रहती। कई बार माहवारी का क्रम, अवधि और रक्तस्राव की मात्रा में अनियमितता के कारण पूरी प्रक्रिया ही बिगड़ जाती है। ऐसी अवस्था पैंतीस से पचास वर्ष के दौरान कभी भी पैदा हो सकती है। कई भाग्यशाली महिलाओं में तो एक ही बार मासिक स्राव एकदम बंद होकर फिर कभी चालू नहीं होता।

माहवारी समाप्त होने का कारण सेक्स हारमोंस का शरीर में बदलाव होना है, जिसके कारण चेहरा और गरदन का भाग लाल हो जाता है, कमर और पेड़ू में दर्द, स्वभाव कड़ा और रूखा, चिड़चिड़ापन, किसी भी काम में मन न लगना, बेचैनी, मानसिक तनाव, कभी-कभी हरारत का अहसास, भावनात्मक समस्याएँ प्रायः घेर लेती हैं। एक बात यहाँ स्पष्ट कर देना जरूरी है—पश्चिम के विद्वान् मानते हैं कि मासिक धर्म बंद होने का यह मतलब कभी नहीं कि ऐसी महिला की सेक्स भावना समाप्त हो जाती है या वह सेक्स क्रिया के अयोग्य हो जाती है। हाँ, पर सेक्स के प्रति उसका रुझान कुछ कम हो जाता है।

चुंबक चिकित्सा के संदर्भ में वे सभी उपाय उपयोगी सिद्ध हो सकते हैं, जो अतिरज: के बारे में पहले बताए जा चुके हैं। रोगी महिला को पूरा आराम करना चाहिए, पौष्टिक और संतुलित भोजन, सभी फल, जिनमें गूदा और रस ही लें, गरम प्रकृति की वस्तुओं से परहेज किया जाए, व्यक्तिगत स्वच्छता पर त्रिशेष ध्यान दिया जाए, मानसिक तनाव से बचें, सदा प्रसन्न रहें, समस्याओं को अपने ऊपर हावी न होने दें। इस रोग में ऊपर लिखे उपाय उपचार से ज्यादा महत्त्वपूर्ण और लाभदायक हैं।

श्वेत प्रदर (The whites leucorrhoea)

रक्त के अलावा योनि से जो भी अलग स्राव होता है, वह प्रदर है; क्योंकि इस रोग में योनि से मासिक के पहले, दौरान और बाद में सफेद (या पीले) रंग का द्रव निकलता है, इसीलिए इसे 'श्वेत प्रदर' कहा गया है। कई बार इसका रंग हलका नीला, लाल या भूरा भी होता है। यह चिपचिपा, लसलसा होने के कारण यदि कपड़े पर लग जाए तो उस भाग को कड़ा कर देता है। यह स्राव किसी भी आयु और समय में हो सकता है। लगातार और अधिक मात्रा में स्राव होने से कई अन्य भयानक रोग होने की संभावना बढ़ जाती है। अत: इसको कभी मामूली या अपने आप ठीक हो जानेवाला रोग न समझकर कारण का पता लगाकर इसका तुरंत उपचार कराना चाहिए।

जो महिलाएँ सेक्स और संभोग के विषय में सोचती रहती हैं, जिनकी कामवासना अति प्रबल होती है—परंतु पूर्ण संतुष्टि नहीं होती, जो कुपोषण का शिकार होती हैं, मानसिक तनाव और चिंता से ग्रस्त रहती हैं, जिनमें खून की कमी लगातार और स्थायी रूप से बनी रहती है, जो व्यक्तिगत स्वच्छता के प्रति उदासीन रहती हैं, लज्जावश या अन्य किसी कारण से अपने रोग को छिपाकर जाने-अनजाने लंबा और पेचीदा होने देती हैं, ऐसी युवतियों/महिलाओं को इस रोग से ग्रस्त रहना पड़ता है।

इस रोग के प्रभाव के परिणामस्वरूप योनि-मार्ग से लगातार या रुक-रुककर स्राव होता है, जनन-द्वार और इसके आस-पास असहनीय खुजली, सूजन, लालिमा, अकड़ाहट, कृमि रोग, कैंसर, गर्भाशय में संक्रमण, आमवात, सामान्य स्वास्थ्य में लगातार गिरावट आदि लक्षण देखने में आते हैं। मूल कारण को जानने के बाद लक्षणों पर ध्यान देते हुए रोग का उपचार किया जाना चाहिए।

रोगी को चुंबकीय जल से प्रभावित अंगों को दिन में तीन-चार बार अच्छी

प्रकार धोना चाहिए। कपड़े साफ-सुथरे पहनें और गीले हो जाने पर इन्हें बदलें या पैड रखें। धोने का पानी उत्तरी ध्रुव का ही होना चाहिए। दिन में तीन-चार खुराक चुंबकीय जल की लें। पैरों के तलवों पर सुबह शक्तिशाली चुंबक लगाएँ, परंतु शाम के समय नाभि के चार-पाँच इंच नीचेवाले स्थान (अर्थात् बिंदु CV-4) पर चुंबक का उत्तरी ध्रुव लगाएँ। भोजन पौष्टिक एवं संतुलित लें और व्यक्तिगत सफाई पर विशेष ध्यान दें। कैल्सियम या इससे युक्त पदार्थों का सेवन करें।

बाल रोग (Children's diseases)

यहाँ बाल से तात्पर्य छोटे पाँच-छह वर्ष तक के बच्चों से है, न कि प्रौढ़, वयस्क, किशोर युवक-युवतियों से। बच्चों को कई रोग जन्म के समय हो जाते हैं, कुछ जन्म के बाद और अन्य जब वे माता का दूध पीने तथा अनाज, दाल, सूप, फलों का रस लेने लगते हैं। बच्चों के अधिकांश रोग हम बड़े लोगों की असावधानी, ऋतु-परिवर्तन, चोट लगने, घाव होने, गलत खान-पान या दूषित पानी से होते हैं।

छोटे बच्चों को प्रायः दस्त, पेचिश, कै, पेट में पीड़ा, उलटी, पेट में भयानक मरोड़, पेट में ऐंठन, वायु का पेट में रुक जाना, अनजाने में गलत वस्तु छूने या गलत खान-पान से उत्पन्न व्याधियाँ, शरीर पर फोड़े-फुंसी निकलना, खुजलाहट, त्वचा का लाल होना या रूखा होना, गिरने से हड्डी टूटना या घाव हो जाना, सूखा रोग, ठीक से न चल पाना, दिमाग में पानी भर जाना, ऐंठन, खाँसी, सर्दी लगना, निमोनिया, कफ जमना, टॉन्सिल प्रदाह, काली खाँसी, नींद में यकायक डरना आदि शिकायतें प्रायः देखने में आती हैं। यहाँ केवल उन्हीं रोगों के विषय में चर्चा की जाएगी, जिनका उपचार घर पर ही आसानी से हो सकता है और कोई खतरा नहीं रहता।

छोटे बच्चों की खुराक बड़ों से चौथाई ही देनी चाहिए और वास्तविक खुराक का निर्णय बच्चे के बल या निर्बल स्थिति या वर्तमान दशा को देखकर करना ही उचित रहता है। आपातकालीन उपचार स्वयं घर पर ही न करके किसी अनुभवी डॉक्टर से ही करवाना चाहिए, विशेष रूप से जब पतले दस्त बार-बार आते हों। बलगम से छाती भरी हो, साँस भी कठिनाई से आती हो, शरीर बहुत कमजोर हो, लगातार वमन हो रहा हो, पेट में भयानक पीड़ा हो, ऐंठन हो और बेहोशी हो या तेज बुखार हो। शरीर में पानी की कमी कभी न होने दें और बच्चे को जबरदस्ती कोई दवा न दें।

वमन और दस्त

इन रोगों का संबंध अनुचित और असमय खाने-पीने से है। इनकी जड़ में कोई संक्रमण होता है, जिसका मूल कारण गलत ढंग से दूध पिलाना, दूध में चिकनाई की मात्रा अधिक होना, बासी या गला-सड़ा खाद्य/पेय पदार्थ देना, गंदे हाथों से खिलाना-पिलाना, गंदा पानी, बच्चे का मिट्टी, चॉक या कोई अन्य हानिकर और अपचनीय पदार्थ खा लेना आदि।

सबसे पहले पानी (लगभग आधा लीटर) को उबालकर ठंडा करें। उसे किसी ढक्कनवाले बरतन में डालकर एक चुटकी नमक एवं एक चम्मच चीनी या ग्लूकोज डालें और बरतन को ढँक दें। जब तक उलटी और दस्त बंद न हो, बस, यही पानी शिशु को पिलाएँ।। कोई अन्य ठोस या तरल पदार्थ न दें।

बच्चों का उपचार करने के लिए उसे कम शक्ति के चुंबकों पर तीन बार अवश्य बिठाएँ।

बिस्तर पर अनजाने में मूत्र निकल जाना

यह मूत्राशय की कमजोरी के कारण, पेट में कीड़े होना, रात को सोने से पहले अधिक मात्रा में पानी या अन्य तरल पदार्थ पीने, ज्यादा सर्दी होने या शुगर के कारण उत्पन्न होता है। बिस्तर की गरमी के कारण शिशु को स्वयं भी पता नहीं चलता कि उसका पेशाब निकल गया है। जब वह सुबह उठता है, तभी उसे पता चलता है।

रोगी को दोनों ध्रुवों का तैयार किया हुआ जल पिलाएँ। निम्न या मध्यम शक्ति के चुंबक का बारी-बारी से पाँव और हाथों पर स्पर्श कराएँ—तात्पर्य यह कि एक दिन तलवों पर और दूसरे दिन हथेलियों पर। शिशु या बालक को संतुलित आहार दें। सोने के दो-तीन घंटे पहले उसे जो खिलाना-पिलाना हो, दे दें। रात को सोने से पहले पेशाब अवश्य करवा दें।

यदि बचपन में इस रोग पर समय रहते काबू न पाया जा सके तो यह रोग प्रायः जवानी के दिनों तक भी चलता है। रात को सोने से पहले कुनकुने पानी से पाँव धो दें।

कनपेड़ा या गलसुआ रोग (Infective parotitis/mumps)

यह संक्रामक रोग (Infective disease) है, जो वायरस के कारण पनपता है। बहुधा पाँच से पंद्रह वर्ष के बच्चों को यह रोग होता है; किंतु कई बार वयस्कों

को भी इस रोग से ग्रसित देखा गया है। परंतु यह केवल अपवाद ही है। संक्रमण के दो-तीन सप्ताह बाद रोगी को ज्वर, सिर दर्द, सूजन, पीड़ा होती है। कान के पीछे और नीचे के भाग में लालिमा, सूजन, गरमी और टपकन होती है। पहले एक कान के पीछे की ग्रंथि फूल जाती है, फिर दूसरी; पर कई बार केवल एक ओर ही ऐसा होता है। दो-तीन दिन के बाद सभी लक्षण अपने आप शांत हो जाते हैं। लेकिन यदि ज्वर तेज हो और पीड़ा अधिक हो तो उपचार कराना जरूरी है।

रोग की स्थिति और बच्चे की आयु को ध्यान में रखते हुए एक दिन चुंबक उसके हाथों पर और दूसरे दिन पाँव पर स्पर्श कराएँ। दोनों ध्रुवों का जल मिलाकर पीने के लिए दें। कुछ लोग बारीक और कंकड़-रहित मिट्टी को पीसकर, उसका पेस्ट बनाकर प्रभावित स्थान पर लेप करते हैं। जब मिट्टी सूख जाए तो उसे धोकर स्थान को साफ कर दिया जाता है। कहा गया है कि तीन-चार दिन ऐसा करने से यह रोग दूर हो जाता है। यह प्रक्रिया प्राकृतिक चिकित्सा से संबंधित है।

काली खाँसी और साधारण खाँसी (Cough and ordinary cough)

साधारण खाँसी प्राय: ठंड लगने, गरम-सर्द होने, मिर्च-मसालावाला भोजन करने, किसी उत्तेजक पदार्थ के सेवन, अधिक खखारने या बोलने से बच्चों में पैदा होती है। इस प्रकार की खाँसी सूखी या बलगमवाली भी हो सकती है। कफ न निकलने से छाती बलगम से भर जाती है और घरघराहट की आवाज होने लगती है।

यहाँ हम काली खाँसी पर अधिक चर्चा करेंगे। यह एक तेजी से फैलनेवाला संक्रामक (Contagious) रोग है, जो प्राय: छोटे बच्चों को ही होता है; पर कभी-कभी बड़ों को भी हो जाया करता है। इसमें श्वास मार्ग की श्लैष्मिक झिल्ली (Mucous membrane) में संक्रमण, प्रदाह और कुछ अन्य कारणों से यह रोग प्राय: होता है। प्रारंभ में इसमें ज्वर, नाक में श्लेष्मा का जमा होना, भयानक खाँसी और भूख न लगने के लक्षण देखने में आते हैं। ये लक्षण एक-दो सप्ताह बाद ही देखने को मिलते हैं। इसके बाद खाँसी के दौरे उठते हैं, खाँसते समय मुँह लाल हो जाता है, वमन होता है और बलगम बड़ी मुश्किल से निकलता है। खाँसते समय गले से सीटी जैसी आवाज निकलती है और गले व छाती में बहुत दर्द होता है। दो-तीन सप्ताह के बाद अन्य लक्षणों का शमन हो जाता है, परंतु खाँसी जारी रहती है। काली खाँसी इतना भयानक रोग नहीं, पर यदि निमोनिया और तपेदिक की शिकायत भी यदि अन्य लक्षणों से मिल जाए

तो स्थिति गंभीर हो सकती है। आजकल डी.पी.टी. (D.P.T.) वैक्सीन के टीके बचपन में ही बच्चों को लगाकर तीनों लक्षणों से रोगी को मुक्त करके उसकी रोग प्रतिरोधक शक्ति को बचाया जाता है।

यदि दिन में तीन बार अर्द्ध-चंद्राकार चुंबक पाँच-छह दिन तक बच्चे के गले पर लगाएँ तो इस विकट और भयानक रोग से मुक्ति मिल सकती है। रोगी के थूक, बलगम, नाक से निकले श्लेष्मा को किसी बरतन में रखें और उसपर डेटॉल या फिनायल डाल दें, ताकि स्वस्थ व्यक्तियों को यह संक्रमण न हो सके।

रोगी को हलका, सुपाच्य और पौष्टिक भोजन चार-पाँच घंटे के अंतराल पर थोड़ी-थोड़ी मात्रा में दें। पानी उबला हुआ दें। कोई उत्तेजक, खाँसी उभारनेवाले और बलगम बढ़ानेवाले खाद्य एवं पेय पदार्थ न दें। सर्दी में बच्चे को गरम कपड़े पहनाएँ और छाती व गले को विशेष रूप से ढँककर रखें। गरमी में काली खाँसी हो जाए तो ए.सी. न चलाएँ, बल्कि छत का पंखा चलाएँ।

गल-ग्रंथियों का प्रदाह (Tonsillitis)

टॉन्सिल गले के नीचे दोनों और स्थित हैं। ये रक्षक का काम करते हैं और विषाणुओं को शरीर में प्रविष्ट होने से रोकते हैं। इसलिए ऑपरेशन कराकर इन्हें निकलवाना नहीं चाहिए, बल्कि ऐसा प्रयत्न करें कि संक्रमण होने ही न पाए और टॉन्सिल स्वस्थ रहें। ऐसा समझा जाता है कि टॉन्सिल के संक्रमण के कारण जो स्राव होता है, वह विषाक्त होता है और जब यह रक्त में मिलकर रक्त-प्रवाह द्वारा हृदय तक पहुँच जाता है तो उसे भी रोगग्रस्त कर देता है।

टॉन्सिल में बैक्टीरियल या वायरल प्रभाव के कारण सूजन हो जाती है, जिस कारण खाँसी होना, भोजन गले के नीचे करने में पीड़ा और कठिनाई, दर्द, हलका बुखार जैसे लक्षण उत्पन्न हो जाते हैं। हैरीसन के मतानुसार, यदि स्ट्रैफ्लोकॉकस विषाणु के कारण टॉन्सिल संक्रमित होते हैं और इस लक्षण का उपचार नहीं किया जाता तो वात-जनित ज्वर या गुरदे में प्रदाह तक हो सकता है।

रोग की स्थिति और रोगी की दशा को ध्यान में रखते हुए रोगी को प्रतिदिन पाँच-दस मिनट तक टॉन्सिल बेल्ट गले में बाँधनी चाहिए। इसके अतिरिक्त अन्य समय पर उतनी ही अवधि के लिए अर्धचंद्राकार सिरेमिक चुंबक गले पर इस तरह लगाएँ कि उत्तरी ध्रुव दाएँ टॉन्सिल पर और दक्षिणी ध्रुव बाएँ टॉन्सिल का स्पर्श कर सके।

रोगी को कोई कड़ा या कठिनाई से गले के नीचे उतरनेवाला खाद्य पदार्थ न दें; बल्कि खिचड़ी, ताजा सब्जियों का सूप, फलों का रस, पीने को उबला पानी, दलिया या साबूदाना दें। कोई भी मिर्च-मसाला, मांस, फास्ट फूड, चाऊमीन, चाट-पकौड़ी, सिगरेट, खैनी-तंबाकू का प्रयोग, बर्फ या ठंडे पेयों का प्रयोग वर्जित है। तेज बोलने से बचें। इससे टॉन्सिल पर दबाव बढ़ता है।

□

15
अन्य रोगों की चुंबक चिकित्सा

इस अध्याय में केवल उन्हीं रोगों का संक्षेप में वर्णन किया जाएगा, जिनका उल्लेख अभी तक नहीं हुआ।

उच्च रक्तचाप (High blood pressure, hypertension)

रक्त हमारे पूरे शरीर की नाड़ियों में लगातार प्रवाहित होता रहता है और यह क्रिया इतनी शांत है कि हमें रक्त-वाहिनियों में रक्त संचार का बोध ही नहीं होता। जब रक्त-प्रवाह सामान्य से तीव्र गति से होता है तो हमारा दिल जोर से धड़कने लगता है, कनपटियों में टपकन महसूस होती है, पसीना आता है, घबराहट और बेचैनी होने लगती है। ऐसा इसलिए होता है कि रक्त का अतिरिक्त दबाव पड़ने के कारण नाड़ियों का मार्ग सँकरा हो जाता है। इससे हृदय की मांसपेशियाँ प्रसरित होकर रक्त को दिल तक पहुँचाने में मदद करती हैं।

रक्त का दबाव यदि 120/80 से 130/90 के बीच रहे तो उसे सामान्य रक्तचाप कहा जाएगा, हालाँकि सामान्य रक्तचाप की सीमा 120/80 ही है। यदि यह सीमा 130/90 को पार कर जाए तो वास्तव में रोग समझना चाहिए। बुढ़ापे में रक्तचाप 140/95-100 के बीच रहे तो इस दिशा में उपेक्षा का भाव न रखकर उपचार प्रारंभ कर देना चाहिए। कई बार अचानक हुए हादसे से भी ब्लड प्रेशर बढ़ जाता है। स्थिति के सामान्य हो जाने पर यह सामान्य हो जाता है।

यह रोग नहीं, किसी शारीरिक रोग का लक्षण है। इसलिए सबसे पहले इसके होने के कारण का निर्णय कर लेना जरूरी है, अन्यथा हड़बड़ी में कोई दवा हठात् ले लेने से कई बार हानि भी हो सकती है।

ब्लड प्रेशर के मुख्य कारण हैं—चिंता, कोई हृदय-विदारक घटना, आतंक, भय, डरावने स्वप्न देखना, हृदय रोग, गुरदे का रोग, गुरदे का ठीक से काम न करना, धमनियों का सँकरा होना, मानसिक दबाव, अचानक कोई हानि होना अथवा खुशी या गम का समाचार मिलना, अंत:स्रावी ग्रंथियों का सामान्य रूप से कार्य न करना, शरीर मोटा होना, मधुमेह होना आदि। भोजन और आदतों का शरीर पर सीधा प्रभाव पड़ता है। इसलिए कई बार अपनी खान-पान की शैली, दिनचर्या, आदत, स्वभाव, जीवन के प्रति सकारात्मक दृष्टिकोण अपनाकर योग, ध्यान और प्रार्थना द्वारा इस रोग पर सहजता व सरलता से काबू पाया जा सकता है।

चुंबकीय जल पीने से नाड़ियों में जमा हुआ कॉलेस्टेरॉल और शरीर में जमे अन्य विषाक्त पदार्थों से मुक्ति मिल सकती है। इससे पाचन क्रिया भी सुधरती है। यह जल दिन में तीन-चार बार लें। सुबह हथेलियों पर चुंबक लगाएँ और शाम को दक्षिणी ध्रुव चुंबक बिंदु LIV-3 पर लगाएँ। यह उच्च रक्तचाप की दशा में ही करें। परंतु यदि रक्तचाप कम हो (Hypotension or low B.P.) तो दक्षिणी ध्रुव SP-6 बिंदु पर लगाएँ। वैसे दोनों ही स्थितियों में बी.पी. रिस्ट बैंड (B.P. wrist band) का प्रयोग करें। यदि रक्तचाप उच्च है तो यह पट्टी दाएँ हाथ की कलाई पर बाँधें, परंतु निम्न रक्तचाप की हालत में यह पट्टी बाएँ हाथ की कलाई पर बाँधें। इसके अलावा घुड़नाल की आकृति के सिरेमिक चुंबक पहले लिखी अवस्थाओं के अनुसार दाएँ या बाएँ हाथ की हथेली में पकड़ें।

मिर्च-मसाला, मांस-मछली, अंडा, शराब, तंबाकू आदि का सेवन बंद कर दें; नमक की मात्रा कम कर दें, चीनी या मीठे खाद्य पदार्थ भी न लें। वसा और चिकनाई-युक्त खाद्य पदार्थ बंद कर दें, पानी अधिक पिएँ; ताजा फल, साग-सब्जी अधिक प्रयुक्त करें। ध्यान और योग का सहारा लें, रात को और सुबह शवासन करें। हलका सुपाच्य और पौष्टिक भोजन लें; चिंता, क्रोध एवं नकारात्मक भावों से मन को स्वतंत्र रखें। प्रसन्न और तनाव-रहित रहने का भरसक प्रयत्न करें।

रक्त-वाहिनियों का कड़ापन (Arterio or atherosclerosis)

रक्तवाहिनी नाड़ियों में जब तक लचीलापन रहता है, उनमें रक्त स्वतंत्रता से, बिना किसी रुकावट के बहता रहता है और शरीर के सभी अंगों का पोषण होता रहता है। नाड़ियों के कड़ा होने के मुख्य कारण हैं—मधुमेह, टायफाइड या मियादी बुखार, वातरोग, कॉलेस्टेरॉल का अत्यधिक जमाव, गठिया, टॉन्सिल का फूलना

और उनसे विषाक्त तत्त्वों का खून में मिल जाना, अधिक चिकनाई-युक्त चीजों, शराब, तंबाकू और अन्य मादक व उत्तेजक पदार्थों का सेवन, अंत:स्रावी ग्रंथियों का ठीक या सामान्य रूप से काम न करना, उच्च रक्तचाप आदि। आवश्यकता से अधिक खाना, अकर्मण्य जीवन बिताना या अपनी शक्ति के अनुपात में अधिक श्रम करना, चिंताग्रस्त रहना आदि भी कई अन्य कारण होते हैं। यदि नाड़ियाँ कठिन और लचीली न रहें तो इसका कुप्रभाव पूरे शरीर की कार्य-प्रणाली पर पड़ता है, जिस कारण अन्य सभी अंगों की कार्यक्षमता भी प्रभावित होती है।

कारणों के निश्चित हो जाने पर उन्हें दूर करने का यत्न करें, क्योंकि यह पहला सुधारवादी कदम (Corrective step) है।

उत्तरी और दक्षिणी ध्रुवों का जल रोजाना तीन-चार बार सेवन करें। इस रोग में वही सावधानियाँ और उपाय अनुशंसित हैं, जो उच्च रक्तचाप के संदर्भ में बताए गए हैं। प्रसंगवश बताया जा रहा है कि उक्त उपचार के अलावा होम्योपैथिक दवा Crataegus के मदर टिंक्चर की चार-चार बूँदें ताजा पानी में डालकर दिन में लें। इससे नाड़ियों में जमा विजातीय तत्त्व निकल जाते हैं और रक्त-प्रवाह फिर से सामान्य हो जाता है—ऐसा डॉ. विलियम बोयरिक का दावा है।

चिकित्सक को रोगी को स्पष्ट रूप से बता देना चाहिए कि वह उसे नवजीवन और नई रक्त वाहिनियाँ तो नहीं दे सकता, किंतु वर्तमान स्थिति को सुधारकर उसे पहले से बेहतर जीवन बिताने में सहायता अवश्य कर सकता है।

रूसी (Dandruff)

यह रोग सिर के बालों के नीचे उनकी जड़ों में पनपता है। जो लोग बालों को ठीक से धोते नहीं, सफाई नहीं रखते, अधिक गरम पानी से नहाते हैं, जिन्हें त्वचा का कोई रोग होता है, बैक्टीरिया या खमीर के संक्रमण की प्रवणता रहती है, उन्हीं को प्राय: यह रोग होता है। इस रोग में बालों को झाड़ने या कंघी करने पर भूसी जैसा सफेद और बारीक पदार्थ बड़ी मात्रा में सिर से झड़ता है, सिर में भयानक खुजली होती है, अधिक खुजलाने पर कभी-कभी मामूली सा खून भी रिसने लगता है, सिर के बाल झड़ने लगते हैं और किसी जगह से सिर गंजा भी हो सकता है।

इस रोग से बचाव का तरीका है कि किसी प्रकार के तेल, साबुन या शैंपू का प्रयोग न करें; किसी रोगी की कंघी, कपड़े आदि प्रयोग न करें, बालों की स्वच्छता पर ध्यान रखें। उत्तरी ध्रुव से तैयार जल का सेवन करें और उसी से बाल एवं खोपड़ी

भली प्रकार रगड़कर धोएँ। बेहतर होगा, इसी जल से बालों की जड़ों तक मालिश करें और मालिश के तुरंत बाद ही स्नान न करें। संभव हो तो नारियल के तेल में विटामिन 'ई' का तैलीय पदार्थ डालकर हेयर ऑयल की तरह बालों की जड़ों में मालिश करके कंघी करें। इससे बालों को उचित पोषण मिलेगा।

कान का दर्द (Otalgia)

कान में दर्द कई कारण से हो सकता है, जैसे साइनस और टॉन्सिल में सूजन के कारण, जुकाम होने, ठंडी हवा के कान में प्रवेश से, कान में फोड़ा-फुंसी होने, घाव से, कान में मैल या वैक्स जमा होने, किसी तेज चीज से कान को खोदने या कुरेदने से, कोई तेज दवा कान में डालने, अधिक खाँसने आदि कारणों से कान के अनेक रोग उत्पन्न हो सकते हैं। यदि कान में रूई या कोई अन्य चीज फँस गई है तो सबसे पहले उसे किसी ई.एन.टी. सर्जन से निकलवा लें। यदि किसी भी संक्रमण के कारण दर्द है तो उसका भी उपचार करें।

दर्द दूर करने के लिए शक्तिशाली चुंबक का दक्षिणी ध्रुव का प्रयोग कान में जहाँ दर्द है वहाँ लगाकर करें। यदि संक्रमण की आशंका हो तो उत्तरी ध्रुव का प्रयोग करें। दोनों कानों में दर्द होने की हालत में उत्तरी ध्रुव दाएँ कान पर और दक्षिणी ध्रुव बाएँ कान पर लगाएँ। कान की सफाई पर विशेष ध्यान दें; परंतु सफाई स्वयं करने की बजाय किसी ई.एन.टी. विशेषज्ञ से ही करवाएँ। इस बात का ध्यान रखें कि कान में बाहर से कोई वस्तु न घुसने पाए।

शीतपित्त या पित्ती उछलना (Urticaria, hives nettlerash)

किसी भी एलर्जी के कारण यह रोग हो सकता है। एलर्जी का मतलब है शरीर द्वारा किसी वस्तु को स्वीकार न कर पाने के कारण उपजी प्रतिक्रिया, अर्थात् एलर्जी एक प्रकार की असहिष्णुता का ही नाम है। शरीर पर प्रतिक्रिया मौसम, भोजन, मानसिक कारण, औषधि आदि के प्रयोग से प्रायः होती है। यदि मौसम अधिक गरम, सर्द, बर्फानी, बारिश का हो; भोजन में ऐसा कोई उत्तेजक पदार्थ खा या पी लिया जाए, जो शरीर को न सुहाता हो; कोई ऐसी दवा जाने-अनजाने में ले ली जाए, जो शरीर की प्रकृति के विरुद्ध हो; किसी ऐसे रसायन या वस्तु से संपर्क हो जाए, जो शरीर पर प्रतिक्रिया करने में सक्षम हो; मानसिक तनाव या उससे उत्पन्न शरीर पर प्रतिकूल प्रतिक्रिया आदि अनेक ऐसे कारण हैं, जिनसे पित्ती उछल सकती है।

कारण कोई भी हो, इस रोग में शरीर में भयानक खुजली होने लगती है। बाद में त्वचा पर लाल-लाल चकत्ते या लकीरें पड़ जाती हैं, जिन्हें खुजलाने पर शरीर में गरमी का आभास होता है। खुजलीवाले स्थान पर लाल या गुलाबी रंग के उद्भेद (Eruptions) हो जाते हैं, भयानक घबराहट होने से प्यास खूब लगती है, पर ज्वर नहीं होता। एलोपैथिक दवाओं से रोग दब जाता है, किंतु कारण का निवारण न होने के कारण रोग पुनः उभर आता है, जिसका न तो कोई निश्चित समय होता है, न कोई पूर्वाभास। सभी उपद्रव खुजली होने के साथ-साथ या तुरंत बाद शुरू हो जाते हैं। यदि कारण का पता चल जाए तो उसे दूर करने से रोग प्रायः दोबारा नहीं होता।

सबसे पहले तेज खुजली को शांत करने के लिए उद्भेदों और प्रभावित स्थान पर नीला तेल लगाएँ। इस रोग में शक्तिशाली चुंबकों का हथेली पर प्रयोग किया जाता है। बारह घंटे बीत जाने पर SP-10 बिंदु पर चुंबक लगाएँ—अर्थात् दाईं ओर उत्तरी ध्रुव और बाईं ओर दक्षिणी ध्रुव। रोगी को कोई ऐसा भोजन न दें, जिससे रक्त में गरमी बढ़े। यह रोग रक्त और चर्म का रोग है, अतः चर्म पर ऐसी कोई क्रीम, लोशन या तेल न लगाएँ, जो आपको एलर्जी पैदा करे।

अनिद्रा (Insomnia, sleeplessness)

दूषित भोजन करने, मादक और उत्तेजक पदार्थों के अधिक सेवन से, थकावट, पीड़ा, चश्मा ठीक से न लगने या नजर कमजोर होने, चोट लगने, रात को देर तक जागने और सुबह देर से जगने, दाँत, कान या जबड़े में वेदना से, किसी प्रकार के मानसिक तनाव, तेज बुखार आदि कारणों से सिर में दर्द होने से नींद नहीं आती या आती भी है तो थकान पैदा करनेवाली और आधी-अधूरी आती है।

पहले कारण का पता लगाएँ। अकारण नींद लानेवाली दवाएँ खाकर रोग को जटिल न बनाएँ। भोजन रात को सोने से दो-तीन घंटे पूर्व कर लें और बाद में खुली हवा में सैर करें। रात को सोने से पहले 250-400 ग्राम गरम दूध पी लेने से भी निद्रा प्रायः आ जाती है। सोने से पहले शवासन में कुछ समय लेटें और बेचैन करनेवाले विचारों से मन को मुक्त करने का प्रयत्न करें। ऋतु के अनुसार कमरे में खुली और ताजा हवा आने दें, रोशनदान, खिड़कियाँ और द्वार खुले रखें। कोई सुगंधवाली धूप या अगरबत्ती कमरे में जलाएँ, रोशनी मंद रखें या बिलकुल अँधेरा कर दें। सोने से पहले हाथ-मुँह-पाँव कुनकुने (और गुलाब जल या केवड़ा मिलाकर) पानी

से धोएँ। सोने से लगभग 30 मिनट पहले सिरेमिक चुंबक का दक्षिणी ध्रुव माथे पर लगाएँ और चुंबकीय जल रात को सोने से पहले अवश्य लें। वैसे, दिन में भी एक-दो खुराक ले लें तो बेहतर होगा।

कमर दर्द (Backache, lumbago)

यह रोग एक ही स्थिति में बैठकर या खड़ा होकर काम करनेवालों को या ज यादा झुककर बैठनेवाले या काम करनेवाले लोगों को अधिक होता देखा गया है। रोगी को शरीर मोड़ने पर अत्यधिक दर्द होता है। कई बार कशेरुका पर अनावश्यक दबाव पड़ने, भारी वस्तु उठाने, ज्यादा झुकने, मुड़ने, एक स्थिति में बैठे रहने के बाद फिर उठने से भी दर्द बढ़ जाता है। रोगी यदि कमर के बल सीधा लेटा रहे और पतला तकिया या गद्दी कमर के नीचे रख ले तो दर्द में आराम मिलता है। कोई वजनदार चीज नहीं उठानी चाहिए। कमर को झटका न लगने दें। यदि दर्द ज यादा हो तो कमर के नीचे गरम पानी से भरी रबड़ की थैली से सेंक करना चाहिए, कड़े बिस्तर पर बिना गद्दे के सोना चाहिए। शरीर को झुकाकर नहीं बैठना चाहिए।

सुबह दर्दवाली जगह के ऊपरी हिस्से पर उत्तरी ध्रुव और दर्द के नीचेवाले स्थान पर शक्तिशाली चुंबक का दक्षिणी ध्रुव लगाना चाहिए। थोड़े अंतराल के बाद बिंदु UB-25 पर उत्तरी ध्रुव और बिंदु UB-60 पर चुंबक का दक्षिणी ध्रुव लगाना चाहिए। चुंबकीय जल का सेवन दिन में तीन-चार बार करना चाहिए।

मोटापा (Obesity)

मोटापा समृद्ध लोगों का रोग माना जाता है। जो लोग शारीरिक श्रम नहीं करते, सदा कुछ-न-कुछ खाते रहते हैं, अकर्मण्य जीवन बिताते हैं, वसायुक्त पदार्थों का अधिक सेवन करते हैं; घी, मांस, मक्खन, बीयर या शराब का अधिक प्रयोग करते हैं; फास्ट फूड, चाट-पकौड़ी आदि का प्रयोग करते हैं; श्वेतसार (Carbohydrates) का अधिक प्रयोग करते हैं, लगातार टी.वी. के सामने बैठे कार्यक्रम देखते रहते हैं, जिन औरतों को 8 पाउंड से अधिक वजन के बच्चे होते हैं, ऐसे लोगों का शरीर मोटा और भारी हो जाता है।

कभी-कभी थायरॉइड या अन्य किसी अंत:स्रावी ग्रंथि के ठीक प्रकार से कार्य न करने के कारण भी मोटापा हो जाता है। महिलाओं में बच्चा पैदा होने के बाद प्राय: मोटापा पाया गया है। कई लोग खाते भी कम हैं, परिश्रम भी पूरा करते हैं;

परंतु फिर भी उनका शरीर मोटा हो जाता है। अत: केवल अधिक भोजन को एकमात्र कारण मानकर मोटापे का उपचार करना गलत है, बल्कि अन्य कारणों का भी पता लगाकर रोगी का उपचार करना चाहिए। हड़बड़ी में जल्दी पतला होने की झोंक में किसी 'क्रैश डाइट' या 'क्रैश स्लिमिंग कोर्स' का सहारा लेने और पैसा झोंकने की जल्दबाजी कभी न करें। आजकल हेल्थ और ब्यूटी पार्लर धड़ाधड़ खुल रहे हैं। अमीर लोग या जिनकी गाढ़ी कमाई है, वे भी पानी की तरह धन बहा रहे हैं, ताकि वजन तुरंत कम हो जाए। एक बार वजन किसी तरह कम हो भी जाए तो वह पुनः बढ़ना शुरू हो जाता है। इसलिए मोटापे से ग्रस्त लोगों को लुभावने और ऊँचे दावे करनेवाले विज्ञापनों से भ्रमित नहीं होना चाहिए; बल्कि किसी योग्य चिकित्सक, योग और प्राणायाम के विशेषज्ञ, आहार विशेषज्ञ से परामर्श करके सुचारु रूप से उपचार प्रारंभ करना चाहिए।

भोजन में चीनी, अनाज (जैसे मैदा) का कम प्रयोग, हरी व पत्तेदार सब्जियों का अधिक प्रयोग, पानी का अधिक सेवन, नियमित व्यायाम, योगासन, ध्यान मुद्रा का सहारा लेना चाहिए। रोज स्नान करना भी एक व्यायाम है; किंतु पानी मौसम के अनुसार ही प्रयोग करें, पसीना अधिक लाने का प्रयत्न करें। तेज गति से रोजाना सुबह सैर करें, ताकि पसीना आ जाए। साइकिलिंग, एरोबिक व्यायाम का सहारा लें या तैराकी करें। भोजन पर नियंत्रण रखें और सदा मुँह न चलाते रहें। किसी भी व्यायाम को करने से पहले अपने डॉक्टर से मार्गदर्शन लें, अन्यथा हानि होने की संभावना है।

मोटापा कम करने में चुंबक और चुंबकीय जल का प्रयोग प्रभावी साधन हैं, जिससे शरीर से अनावश्यक, हानिकारक व विषाक्त तत्त्व, मल-मूत्र एवं पसीने द्वारा शरीर से बाहर निकल जाते हैं और शरीर की अन्य क्रियाएँ सामान्य रूप से होने लग जाती हैं। इस उपचार से शरीर की दोषपूर्ण व्यवस्था सुधर जाती है। इस रोग में शक्तिशाली चुंबकों का ही प्रयोग किया जाता है। रोगी को प्रात: चुंबकों का प्रयोग हथेलियों पर करना चाहिए, शाम के समय स्ञ-२१ बिंदु पर उत्तरी ध्रुव दाईं ओर और दक्षिणी ध्रुव बाईं ओर लगाएँ। रोजाना तीन-चार बार चुंबकीय जल का सेवन करें। ऊपर बताए गए तथ्यों पर मनन करके अमल करें।

पुस्तक के अंत में, हम एक बार पाठकों को दोबारा सावधान करेंगे कि किसी भी रोग का उपचार अपने आप सीधा करने की बजाय किसी अनुभवी चुंबक

चिकित्सक से परामर्श करें, उनसे दिशा-निर्देश लें और तब उपचार शुरू करें। यदि उपचार के दौरान रोग की उग्रता बढ़ जाए या कोई समस्या सामने आए तो चिकित्सक से तुरंत संपर्क करें और पुनः दिशा-निर्देश लें, ताकि दुविधा के लिए कोई अवसर न रहे। अंत में, हम ईश्वर से सभी के उत्तम स्वास्थ्य और मंगलमय जीवन की प्रार्थना करते हैं।

□□□

Notes

Notes